陪 伴 女 性 终 身 成 长

女性健康私密指南

与雌性激素和平共处的秘诀

〔日〕松村圭子 著

谢明钰 译

江西科学技术出版社

前言

　　"焦虑到自己都觉得不太对劲。""明明睡了很长时间，却还是感觉累得不行。""去做了按摩，可肩膀还是又酸又硬。"……你是否也经常有这类感觉呢？虽然没有生病，却总是感觉身体不太舒服。

　　好不容易抽出时间去医院做了全身检查，结果却没有发现有何异常……现如今，由不明原因引起的身体不适，让越来越多的女性备受困扰。

　　生活在快节奏的现代社会，每个人多多少少都承受着来自个人、家庭以及社会等各层面的种种压力。不仅忙于事业，还要不断地充实自己的业余生活，就这样在不知不觉中积攒了许多压力，最后演变成身体上的各种不适。然而，不少人选择默默忍受，或者干脆视而不见。

　　而作为女性，还要在此基础上承受生理上的考验。女性体内的激素水平会随着月经周期而波动，这种波动会让女性的身心状态更加不稳定。

千万不要忽视身体发出的信号，想当然地认为只是身体有点不舒服而已，又不是生病，于是选择默默地熬过去或者放任不管。这其实是一种非常危险的行为。

我们应当在身体发出信号之时，就正视自己的身心状态，并合理地加以保养。

本书以简洁明了、浅显易懂的文字，归纳总结了女性日常生活中一些常见的身体不适症状及其产生的原因，同时给出了简便易行的解决方法。只要掌握了针对各种不适症状的解决办法或改善措施，我们就能更加开心、舒适地度过每一天。

让我们一起行动起来，尝试一下各种不适的治疗方法，改善雌性激素带来的身心状态的起伏，快乐地度过接下来的每一天！

成城松村医院院长　松村圭子

这些不适症状都是激素在搞鬼吗

※请从右往左阅读漫画部分。

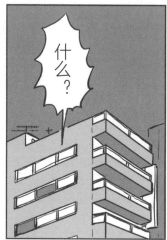

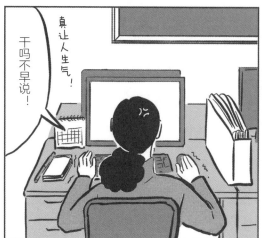

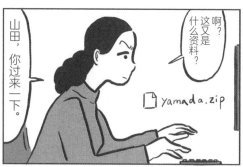

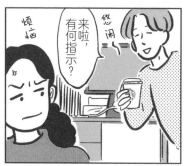

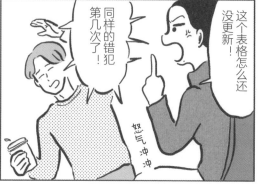

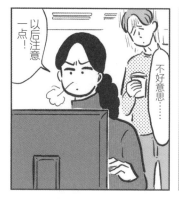

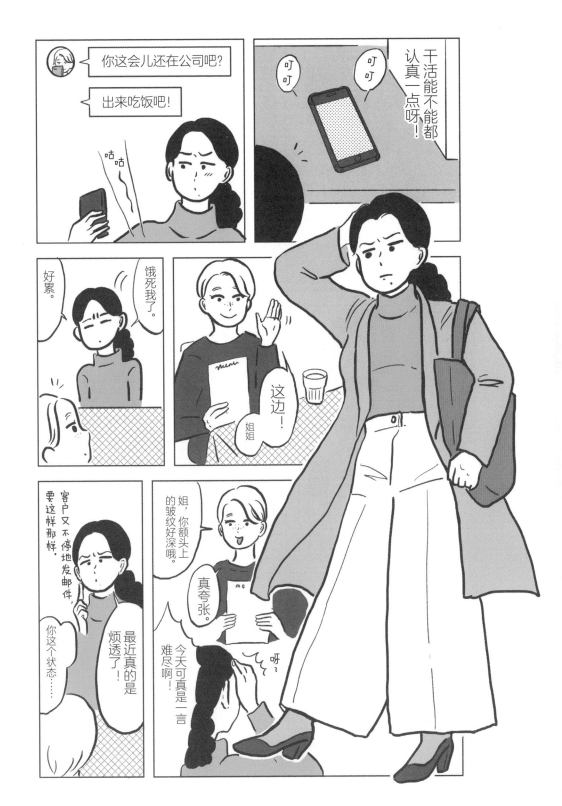

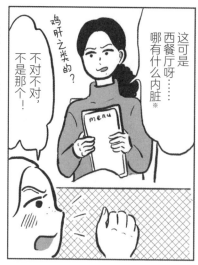

※日文里，内脏和激素同音。

鸡肝之类的？

不对不对，不是那个！

这可是西餐厅呀……哪有什么内脏※

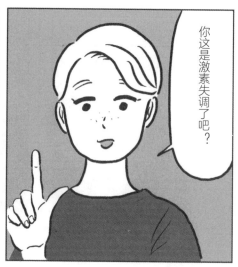

你这是激素失调了吧？

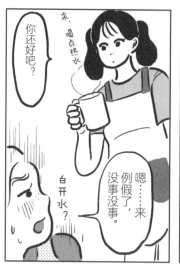

你还好吧？

来，喝点热水

白开水？

嗯……来例假了，没事没事。

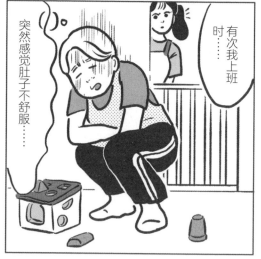

突然感觉肚子不舒服……

有次我上班时……

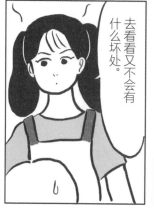

去看看又不会有什么坏处。

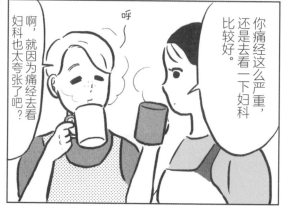

呼

啊，就因为痛经去看妇科也太夸张了吧？

你痛经这么严重，还是去看一下妇科比较好。

06

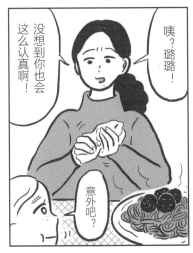

咦？璐璐！

没想到你也会这么认真啊！

意外吧？

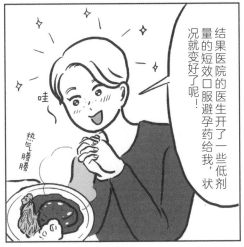

哇

热气腾腾

结果医院的医生开了一些低剂量的短效口服避孕药给我，状况就变好了呢！

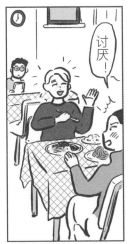

讨厌！

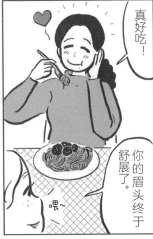

真好吃！

看起来好好吃……

你的眉头终于舒展了。

喂～

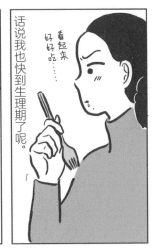

话说我也快到生理期了呢。

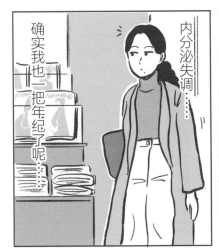

确实我也一把年纪了呢……

内分泌失调……

营业

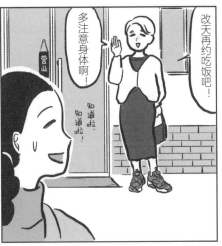

改天再约吃饭吧！

多注意身体啊！

知道啦，知道啦！

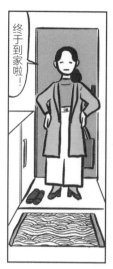

终于到家啦！

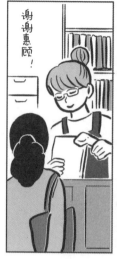

谢谢惠顾！

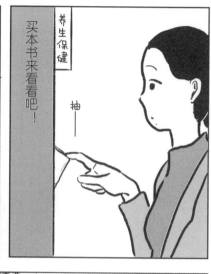

养生保健

买本书来看看吧！

抽——

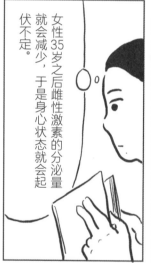

女性35岁之后雌性激素的分泌量就会减少，于是身心状态就会起伏不定。

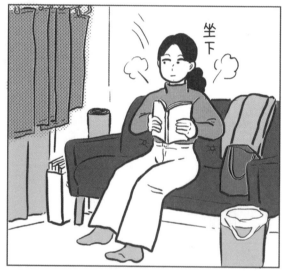

坐下

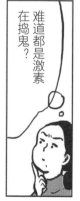

难道都是激素在捣鬼？

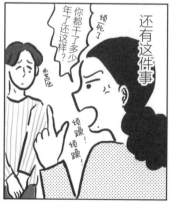

还有这件事

你都干了多少年了还这样？

烦死了

烦躁！烦躁！

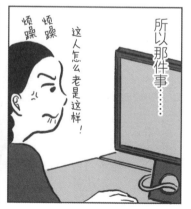

所以那件事……

这人怎么老是这样！

烦躁烦躁

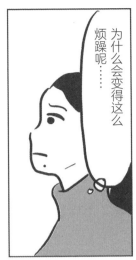

为什么会变得这么烦躁呢……

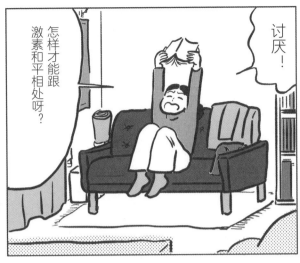

怎样才能跟激素和平相处呀？

讨厌！

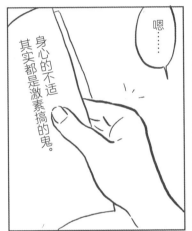

嗯……

身心的不适其实都是激素搞的鬼。

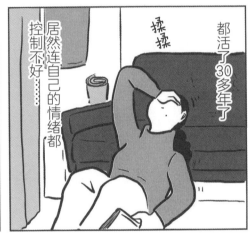

居然连自己的情绪都控制不好……

揉揉

都活了30多年了

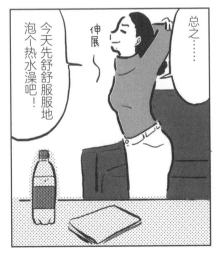

总之……

伸展

今天先舒舒服服地泡个热水澡吧！

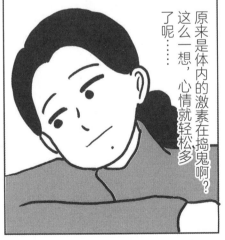

原来是体内的激素在捣鬼啊？

这么一想，心情就轻松多了呢……

未完待续

关于雌性激素

现代女性一生经历的月经次数增加

现代女性一生的月经次数约为450次

在20世纪40年代以前，女性一生中大概会经历50次月经。而随着社会进步，职业女性的增加，生产次数的减少，现代女性一生经历的月经攀升到约450次。连续的月经周期，使得子宫没有机会得到休养，于是妇科方面的问题也就越来越多。

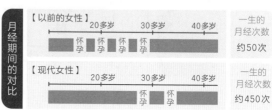

月经期间的对比	【以前的女性】				一生的月经次数约50次
	20多岁	30多岁	40多岁		
	怀孕 怀孕 怀孕 怀孕				
	【现代女性】				一生的月经次数约450次
	20多岁	30多岁	40多岁		
		怀孕 怀孕			

了解雌性激素的

4个关键词

过去，女性可能都羞于将"月经""生理期""卫生巾"这类词说出口。而现如今，越来越多的女性开始关注并尝试更全面地了解自己的身体。实际上，正确理解月经以及雌性激素，是正确认识女性生理特性的关键所在。

通过自我保养，防止身体不适

通过自我保养就能消除一些轻微的不适症状

女性的大部分不适都是由雌性激素紊乱引起的，并与日常生活习惯息息相关。那些工作生活两头忙的女性，往往会忽视身体出现的一些轻微的不适症状。这些不适症状其实是身体发出的求救信号，千万不能对它们视而不见。从现在开始，采取一些力所能及的保养措施，消除这些不适吧。

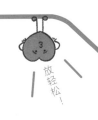

放轻松！

提升女性生活品质逐渐成为妇产科的努力方向

KEYWORD 3 FOR LADY

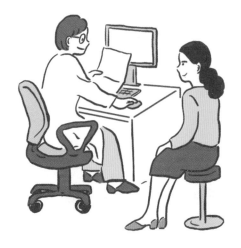

让妇产科更贴近女性

在很多女性的概念里，只有患上妇科病或生育的时候才需要去看妇产科。实际上，妇产科应该是最贴近女性生活的场所之一。"避孕药只是避孕专用"的观念已经过时，现在已经是可以服用低剂量的短效口服避孕药改善身体症状、提升生活品质的时代。让我们尽快改变对妇产科的固有认识，有问题就及时前往妇产科咨询就诊吧。

生理期用品越来越丰富

KEYWORD 4 FOR LADY

月经杯

棉布卫生巾

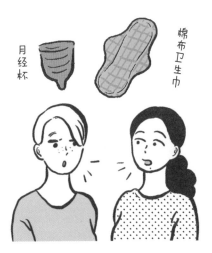

生活方式越来越多样化

现在的生理期用品种类繁多，除了普通的卫生巾之外，还出现了液体卫生巾、有机棉卫生巾、棉布卫生巾、月经杯※等。我们不需要随大流，可根据个人喜好选择适合自己的产品，最重要的是让自己舒适地度过生理期。

※一种直接置入阴道内收集经血的杯型经期用品，通常用乳胶、硅胶等材料制成，更换一次可以维持6~8小时。

关
于
雌
性
激
素

检查你的激素分泌情况

通过观察月经的状态，就能判断自己的激素分泌是否正常。
如果感觉身心不适，先确认一下自己的月经是否正常吧。

正常的月经

经血量	经期	周期
20～140 mL	3～8天	24～38天

20～140 mL 具体是多少呢?

20 mL	140 mL	1 个经期
		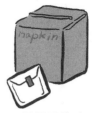
大勺 约1.5勺	纸杯 约1杯	或者 日用卫生巾 2～3包（8片装）

需要关注的
月经的4个关键要素

有符合的话就要多加注意了!

这里总结一下来月经时需要注意的4个关键要素。
如果怀疑自己的月经不正常，那么就对照着确认一下吧。
或许会发现平时不太关注的地方。

1 看周期
| POINT |

- 月经超过39天还没来
- 月经不到23天就来了

3 看经血量
| POINT |

- 日用卫生巾不到1小时就需要更换
- 1天只更换1次日用卫生巾就够了

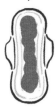 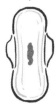

量太多　　量太少

2 看状态
| POINT |

- 排出猪肝状的血块
- 颜色为鲜红色或红黑色

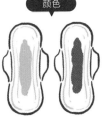

血块　　　颜色

鲜红色　红黑色

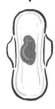

4 看天数
| POINT |

- 不到2天就结束
- 持续9天以上

* 若存在上述情况，就属于月经不正常。

目录
CONTENTS

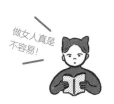

做女人真是不容易！

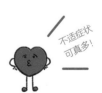

常见的妇科困扰

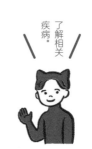

了解相关疾病。

CHAPTER

4 不可不了解的女性常见疾病

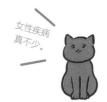

女性疾病
真不少。

CHAPTER

1

For lady

女性的各种身体不适，
其实大多是激素在作怪

女性的幸福感、身心不适以及女人味，都离不开激素

激素到底是什么

激素是用来维持一系列机体功能的化学物质的总称。目前已知的激素有一百种以上，包括有助于保持情绪稳定的血清素、促进睡眠的褪黑素等。

不管是哪一种激素，其分泌量其实都极少。就以雌性激素中的雌激素来说，从女性进入青春期到绝经前，大约40年的时间都会持续分泌，但总的分泌量仅约为一小汤匙。

只需要极少的量就足以对身体功能发挥作用的激素，是一种"精细且在动态变化"的物质。无论过多还是过少，都会导致其无法发挥应有的调节作用，甚至还会引发各种身体不适症状。因此，在必要的时段均衡地分泌出足量的激素，对于维持身体健康尤为重要。

雌性激素极大地影响着女性的身心状态

雌激素和孕激素是女性体内非常重要的两种雌性激素。

雌激素能够帮助女性维持女性特征以及身体的健康，具有让身体变得易受孕、促进乳房发育以及强壮骨骼和血管等功能。

孕激素具有维持妊娠的功能。它可以让子宫内膜变得柔软以便受精卵着床，还能输送孕育胎儿所需的水分和营养物质等。

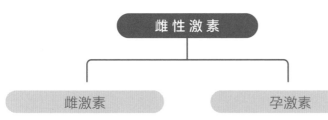

雌性激素

雌激素	孕激素
让女性身体变得更圆润、更容易受孕的激素。它还可以促进皮肤和头发的新陈代谢，因此又被称为"美丽激素"。另外，雌激素还具有防止动脉硬化、强健骨骼等功能。	具有帮助受精卵着床、提高食欲的作用。此外，它还可以促进子宫内的血液循环，提高基础体温，以维持妊娠状态。

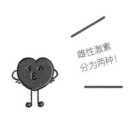

雌性激素分为两种！

激素是由大脑分泌的吗

雌性激素其实是在大脑和卵巢的共同协作下分泌的

在通常情况下，激素都是由内分泌腺分泌的，而向内分泌腺发出"分泌适量激素"这个指令的，则是我们的大脑。

根据雌性激素的产生过程，我们可以了解激素的分泌机制。首先，大脑中的下丘脑发出相关指令，然后脑垂体接收到指令后便开始分泌能够刺激卵巢的激素，促使卵巢分泌雌性激素。

大脑还能实时地收到关于卵巢状态的反馈信息，并根据这些反馈信息合理地调节雌性激素的分泌时间以及分泌量。

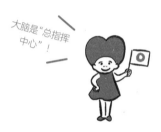

大脑是"总指挥中心"！

雌性激素的分泌

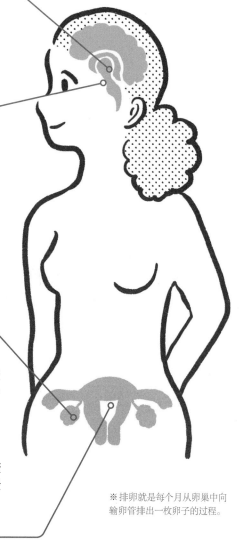

1 下丘脑

分泌的激素

● 促性腺激素
释放激素(GnRH)
促进或抑制脑垂体分泌激素
并调节激素的分泌量。

2 脑垂体

分泌的激素

● 促卵泡激素(FSH)
促进卵泡发育成熟并分泌
雌激素。

● 促黄体生成素(LH)
促进卵泡成熟,生成黄体。

● 催乳素(PRL)
产后分泌量增加,促进乳汁分泌
的同时抑制雌激素的分泌。

3 卵巢

分泌的激素

● 雌激素
卵泡就像一个用来包裹卵子的袋
子。它在促卵泡激素的作用下分
泌雌激素。

● 孕激素
黄体是排卵※后,由卵泡迅速转变
形成的。可以分泌孕酮,帮助受
精卵着床并维持妊娠。

4 子宫

※排卵就是每个月从卵巢中向
输卵管排出一枚卵子的过程。

雌性激素分泌的波动会反映在身心状态上

雌性激素的分泌呈周期性变化

　　雌性激素的分泌量随着月经周期的变化而发生变化。正常的月经周期为24～38天，大致分为月经期、月经后、排卵后以及月经前4个阶段。

　　在月经期，雌激素和孕激素的分泌量都比较少。月经后为迎接排卵，雌激素的分泌量开始增加并在排卵日达到顶峰。排卵后雌激素的分泌量一度下降，而孕激素的分泌量开始增加，并在月经前的前半段达到峰值。随着下一次月经期的来临，雌激素和孕激素的分泌量均会逐渐减少。

　　如果将雌性激素在月经周期里的增减变化制成图表，就会发现其呈现出波浪形的变化。这种变化会给女性的身心状态带来起伏，进而引发一些自身难以调节的、无法抑制的不适症状。月经周期的各个阶段分别具有如下不同特点。

激素的波动给女性的身心带来各种各样的变化

月经期：体温下降、血液循环不佳，容易出现手脚冰凉、头痛等症状。不少人还会出现小腹疼痛（痛经）的情况。身体倦怠感强烈且情绪低落，整个人一副无精打采的样子……皮肤也容易变得干燥。

月经后：新陈代谢加快，皮肤开始变得有光泽。免疫力提高，精神状态好转，在此期间整个人变得积极乐观起来。积极的心态让抗压能力也得到提升。

排卵后：皮脂的分泌开始变得旺盛，脸上容易长痘痘。四肢容易水肿，一部分人还会便秘。

月经前：不明缘由的烦躁或情绪低落，内心十分不安。还会出现头痛、腰酸背痛等症状。皮肤会变得暗沉、容易长斑。

女性一个生理周期内的激素变化

其中3~8天为月经期

混沌期	容光焕发期
月经期	月经后

激素的分泌量

身体即将迎来最佳状态!

受孕可能性 低

雌激素

排卵

孕激素

身体状态

- 体温下降
- 血液循环不佳
- 手脚冰凉
- 痛经

- 状态良好
- 新陈代谢加快，变得活泼好动

心理状态

- 变得忧郁
- 十分懒散，没有干劲

- 积极主动
- 抗压能力强

雌性激素的分泌量在短短的一个生理周期内会发生巨大的波动。
了解激素的波动规律，可以帮助我们预测身体状态的变化。
快来学习一下雌性激素的分泌规律，以便更好地应对各种身体不适吧。

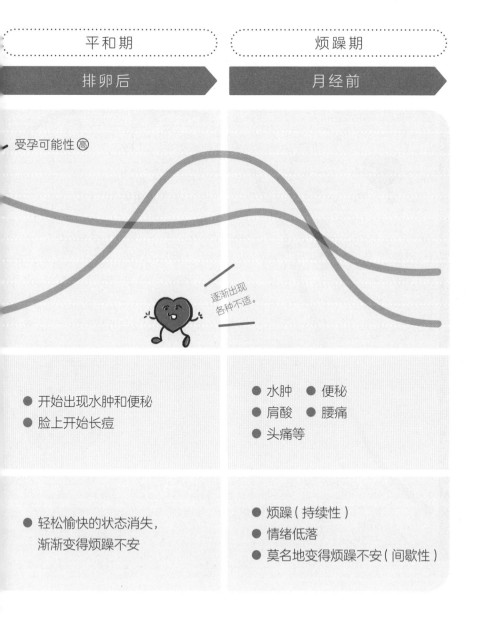

平和期	烦躁期
排卵后	月经前

受孕可能性⬆

逐渐出现各种不适。

- 开始出现水肿和便秘
- 脸上开始长痘

- 水肿　● 便秘
- 肩酸　● 腰痛
- 头痛等

- 轻松愉快的状态消失，渐渐变得烦躁不安

- 烦躁（持续性）
- 情绪低落
- 莫名地变得烦躁不安（间歇性）

\以一生为单位同样可以看出激素分泌量的波动/

女性一生的激素变化

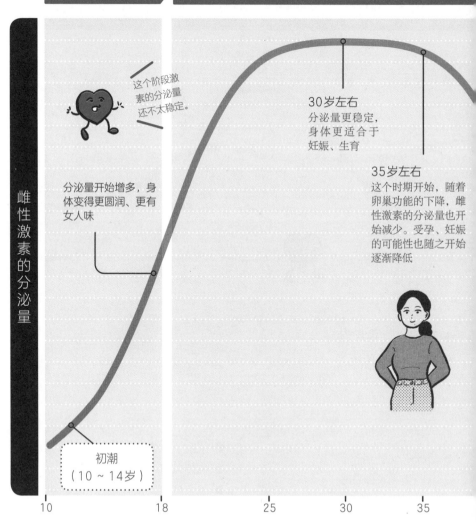

10~18岁 | 19~45岁

活力四射的青春期 | 美丽动人的性成熟期

雌性激素的分泌量

这个阶段激素的分泌量还不太稳定。

分泌量开始增多，身体变得更圆润、更有女人味

30岁左右
分泌量更稳定，身体更适合于妊娠、生育

35岁左右
这个时期开始，随着卵巢功能的下降，雌性激素的分泌量也开始减少。受孕、妊娠的可能性也随之开始逐渐降低

初潮
（10～14岁）

10   18   25   30   35

再来看一看女性一生中的激素变化趋势吧。

雌性激素的分泌不仅在每个月都要经历剧烈的变化，

而且在女性一生当中也会随着年龄的增长而发生极大的变化。

同时，在不同的阶段还会出现不同种类、不同程度的不适症状。

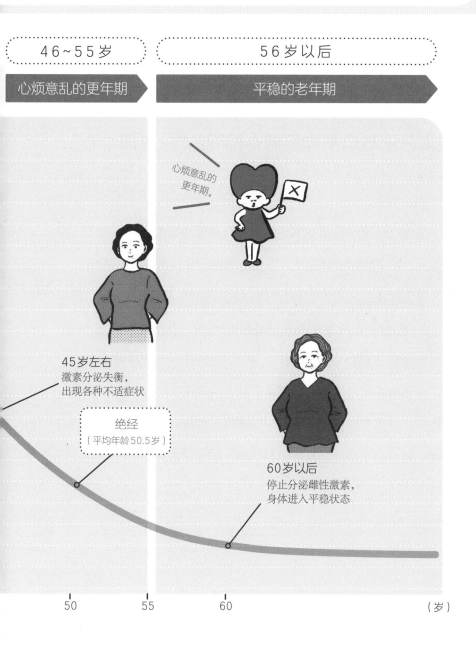

46~55岁

56岁以后

心烦意乱的更年期

平稳的老年期

心烦意乱的
更年期。

45岁左右
激素分泌失衡，
出现各种不适症状

绝经
（平均年龄50.5岁）

60岁以后
停止分泌雌性激素，
身体进入平稳状态

50   55   60   （岁）

激素分泌失衡是身心状态不稳定的主要原因

激素分泌与自主神经拥有相同的"总指挥中心"

前文已经做过说明，下丘脑会参与雌性激素的分泌与调节。实际上，除了雌性激素之外，下丘脑还控制着自主神经系统。

自主神经系统由交感神经系统与副交感神经系统组成，它负责调节我们身体的各项生命活动，如呼吸、心跳以及保持体温等。

如果把交感神经比作油门，那么副交感神经就是刹车。因此，在需要各项身体功能保持活跃状态的白天，交感神经会占主导地位，发挥主要作用，而到了需要通过睡眠让身体得到休息的夜间，则由副交感神经发挥主导作用。这才是人体平稳运作的正常状态。

自主神经系统失衡，也会造成激素失衡

我们身体的健康是由"自主神经、激素和免疫力"这三大支柱支撑的，不论哪一项出现问题，都会对其他两项造成影响，从而损害健康。其中，激素分泌与自主神经受同一个"总指挥中心"的控制，一旦其中的一方出现问题，另一方也会随之失衡。

自主神经对压力十分敏感，也就是说，工作、生活中的压力也会影响雌性激素的分泌。

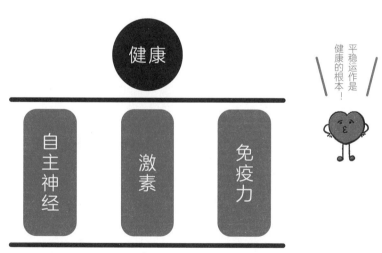

维持身体健康的三大支柱。不论哪一项出现问题，身体都很难维持健康的状态。

极端的控糖会对雌性激素分泌造成不良影响吗

所谓"控糖"就是减少米饭、面包、面条等富含糖类的食品的摄取量。虽然控糖有助于将体内储备的脂肪转化为能量，从而达到减肥的效果，但极端的控糖很可能会造成雌性激素分泌失衡。这是因为过度地限制糖类的摄入，会使身心承受更大的压力，导致自主神经系统失衡。而雌性激素的分泌与自主神经密不可分，因此雌性激素的分泌也会不可避免地跟着失调，进而出现月经失调、头发失去光泽、皮肤状态差等让女性感到烦恼的问题。

糖类是人体生成"快乐激素"——血清素时不可缺少的成分，一旦身体内的糖类不足，人就容易变得烦躁不安。虽然体重秤上的数字变化会给我们带来满足感，但极端的控糖绝对算不上是健康的减肥方式。那么，有没有什么方法既能保证自主神经和雌性激素的正常运作，又能成功减重呢？其实，相较于极端控糖，我更推荐女性朋友调整饮食结构，均衡地摄取蛋白质，促进新陈代谢，再加上适量的运动，这样就能健康地控制体重了。

CHAPTER

2

For lady

身心的起伏变化
与调理方法

本章使用方法

本章将逐一介绍女性身体容易出现的各种不适症状，
以及对应的调理方法。请各位一边阅读，
一边找到适合自己的方法，并在日常生活中加以实践。

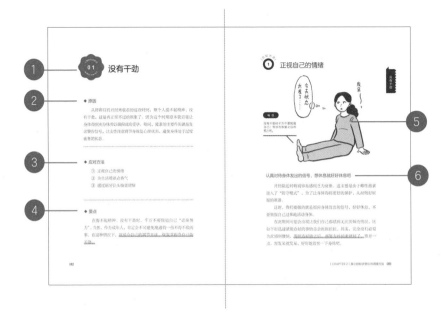

---

1 不适症状

介绍不适症状。

2 原因

简洁明了地说明引起不适的原因。

3 应对方法

归纳总结缓解不适症状的方法。

4 要点

总结关于不适症状及其调理方法的要点。

5 图解

用插图的形式展示调理方法及效果，便于理解。

6 解说

针对所采取的调理方法为何有助于缓解不适症状，以及具体实践时的细节进行详细说明。

身体状态的起伏

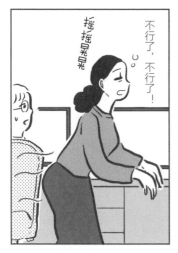

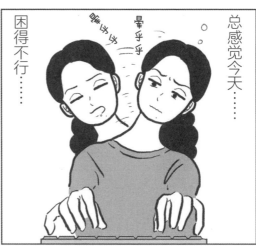

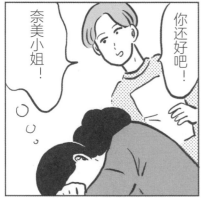

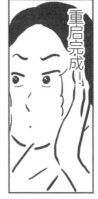

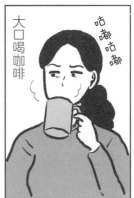

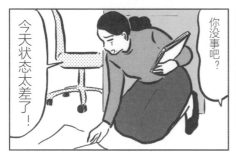

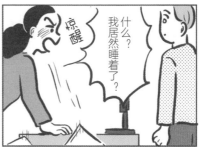

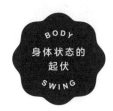

身体状态的起伏与雌性激素波动之间的关系

对身体变化越敏感的人，越能觉察到激素的波动

　　雌性激素是维持女性魅力以及身体健康必不可少的。但它的分泌量并不稳定，且呈现周期性的变化，因此常常会给女性的身体造成一些令人不适的症状。

　　例如，在月经来临前，整个人会变得非常困，皮肤也变得粗糙干燥。而在月经期间容易出现头痛、腰酸背痛、手脚冰凉等症状。这些症状虽然没有严重到需要上医院的程度，但会让人感觉非常不舒服。

　　雌性激素的分泌量时多时少。据说，越是能够明显感觉到这种波动的人，身体越容易出现各种不适症状。

伴随月经周期出现的各种不适正是激素运作的证明

　　只要雌性激素中的雌激素和孕激素能够规律分泌，月经就能有规律地"来访"。身体总是跟随月经周期出现各种轻微的不适，这也从侧面说明了雌性激素在正常地发挥其作用。

　　只要了解了自己的月经规律，就是掌握了自己身体的"运作规律"，遇到容易受轻微不适影响的时期就能多加留意。接下来介绍一些如何与这些不适症状和平相处、不被各种不适影响日常生活的方法。

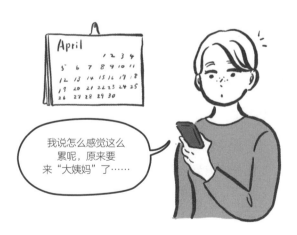

我说怎么感觉这么累呢，原来要来"大姨妈"了……

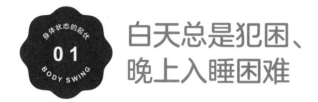

身体状态的起伏
01
BODY SWING

白天总是犯困、晚上入睡困难

◆ 原因

　　月经来临前，在孕激素的作用下体温会升高。原本身体会在夜间降至适合睡眠的体温，但是月经来临前体温一直处于偏高的状态，这就导致女性在月经前出现入睡困难的情况，睡眠质量也不佳，于是白天就会频频犯困。

◆ 应对方法

　　① 改善睡眠环境

　　② 做睡前拉伸运动

　　③ 睡前1小时不使用手机、电脑等电子产品

　　④ 用温水泡澡

　　⑤ 白天适度午休，无须硬撑

◆ 要点

　　月经前总是犯困，这其实是雌性激素发出的信号，提醒我们要让身体得到充分的休息。如果条件允许的话，感觉困的时候就去睡一觉吧。如果条件不允许，那至少要想办法提高夜间的睡眠质量。

检查一下你的睡眠质量

睡眠是保持美丽和健康的有效方法。
但也并非睡得越多就越好。
快来看一看你的睡眠是否属于高质量睡眠吧。

白天总是犯困、晚上入睡困难

☐ 睡前一直在用手机或电脑

☐ 躺在床上超过30分钟还没入睡

☐ 半夜会醒来

☐ 醒来时不够清醒，会睡好几次回笼觉

☐ 起床后还是感觉身体很沉重，浑身没力气

☐ 白天频频犯困

☐ 入睡时间不规律

☐ 每天的睡眠时间长短不一

只要符合其中一项就说明睡眠质量有问题！

1 改善睡眠环境

换上睡衣

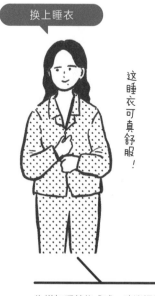

这睡衣可真舒服！

为增加睡前仪式感，建议把居家服换成睡衣后再上床睡觉。最好选择亲肤、透气并且吸水性好的睡衣。

选择可以让颈部保持自然弧度的枕头，便于夜里翻身。枕头的硬度要适中，确保头部不凹陷进去。

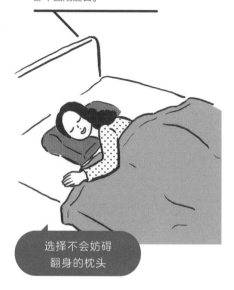

选择不会妨碍翻身的枕头

放松大脑有助于提高睡眠质量

重新审视睡眠环境是提高睡眠质量的第一步。

在睡前让大脑得到充分放松，是获得高质量睡眠的首要条件。

不要在床边放置多余的物品，从视觉上最大限度地减少外部环境带给大脑的刺激。同时，卧室要尽量选择柔和的灯光。每天晚上换上睡衣就意味着"马上就要上床睡觉啦"，让大脑对这种信号形成条件反射后，只要穿上睡衣，我们的身体就会自然而然地开始做入睡前的准备。在此基础上选择合适的枕头，让身体在夜里能够自由地翻身，这样就很容易一觉睡到天亮了。

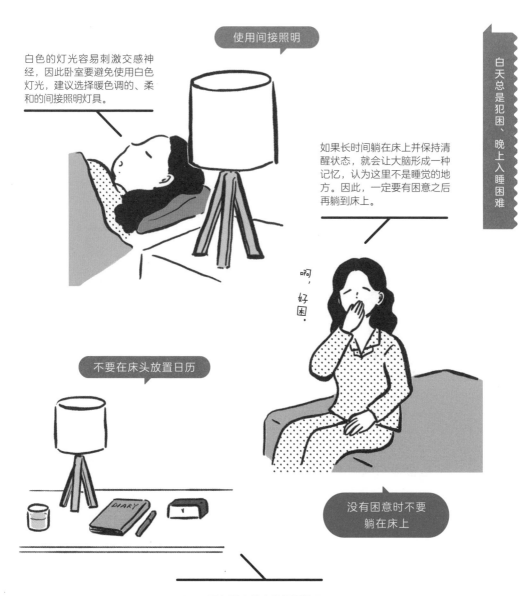

使用间接照明

白色的灯光容易刺激交感神经，因此卧室要避免使用白色灯光，建议选择暖色调的、柔和的间接照明灯具。

如果长时间躺在床上并保持清醒状态，就会让大脑形成一种记忆，认为这里不是睡觉的地方。因此，一定要有困意之后再躺到床上。

白天总是犯困、晚上入睡困难

啊，好困。

不要在床头放置日历

没有困意时不要躺在床上

千万不要在卧室的床头柜摆放日历。因为它很容易让人想起一些重要的计划、安排等，这样大脑便无法快速进入放松的状态。

② 做睡前拉伸运动

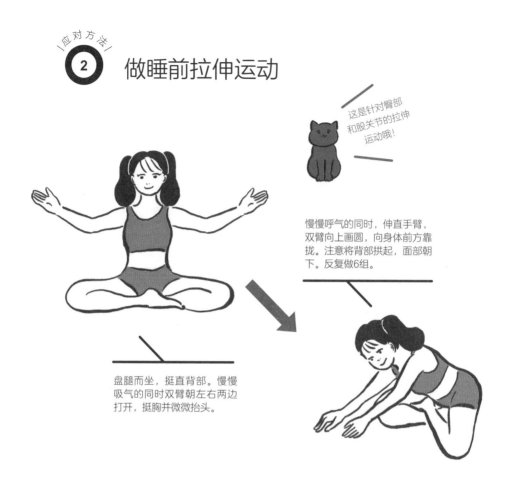

这是针对臀部和股关节的拉伸运动哦!

慢慢呼气的同时,伸直手臂,双臂向上画圆,向身体前方靠拢。注意将背部拱起,面部朝下。反复做6组。

盘腿而坐,挺直背部。慢慢吸气的同时双臂朝左右两边打开,挺胸并微微抬头。

放松紧张的身体可帮助我们更加舒适地入睡

经过一整天的奔波忙碌,我们的身体会变得紧绷僵硬。在身心都处于十分紧张的状态下直接躺到床上,当然很难进入熟睡模式。

推荐大家试一下睡前拉伸运动。通过舒缓的拉伸让身体得到有效放松后,副交感神经就能更好地发挥主导作用,整个人变得更加平静,也就更容易入睡了。再搭配一些盘腿坐等舒展骨盆的动作,效果会更好。

③ 睡前1小时不使用手机、电脑等电子产品

很困……却总是忍不住看手机。

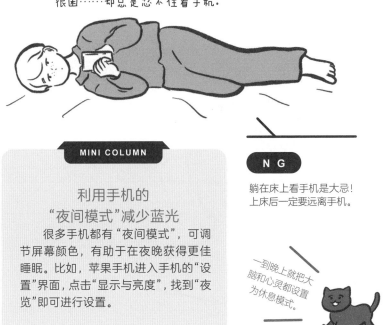

MINI COLUMN

利用手机的"夜间模式"减少蓝光

很多手机都有"夜间模式",可调节屏幕颜色,有助于在夜晚获得更佳睡眠。比如,苹果手机进入手机的"设置"界面,点击"显示与亮度",找到"夜览"即可进行设置。

N G

躺在床上看手机是大忌! 上床后一定要远离手机。

一到晚上就把大脑和心灵都设置为休息模式。

蓝光是"睡眠杀手"

手机、平板电脑等电子产品发出的蓝光会严重扰乱人体的生物钟。

被称作"睡眠激素"的褪黑素,是保证高质量睡眠不可或缺的物质。褪黑素能够降低体温,诱发睡意,但是夜间若暴露在蓝光中,褪黑素的分泌就会受到抑制。除了蓝光之外,其他耀眼明亮的光线也会对交感神经造成刺激,从而让大脑一直处于兴奋的状态。因此,想要获得高质量的睡眠,那么从睡前1小时开始,就不要再使用手机、电脑等电子产品了。

④ 用温水泡澡

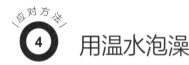

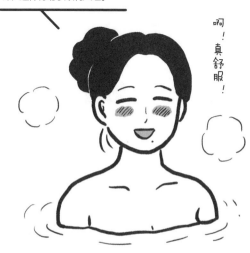

GOOD

最好在入睡前90分钟，使用38~39℃的温水泡澡20~30分钟，这样有助于顺利入睡。

啊！真舒服！

NG

睡前如果使用超过42℃的热水泡澡，会对交感神经造成刺激，反而让人更加清醒，请特别注意！

温水泡澡最好在入睡前90分钟完成

人在快要进入睡眠状态的时候，体表温度会升高（即手脚的表面温度）释放热量，而人体深层温度（即身体内部温度）反而会一下子下降。泡澡可以帮助我们开启身体的入睡开关。这是因为在泡澡的过程中身体内部的温度会上升，而泡澡结束后温度就会快速下降，人会变得更容易入睡。

想要提高睡眠质量，建议在入睡前90分钟泡20～30分钟温水澡，水温控制在38~39℃。最好不要在临睡前使用温度过高的热水泡澡，以免刺激交感神经，从而影响睡眠质量。

应对方法

5 白天适度午休，无须硬撑

白天总是犯困、晚上入睡困难

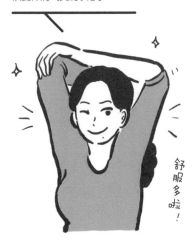

GOOD

醒来之后马上拉伸一下身体，促进血液循环，整个人会快速恢复神清气爽的状态。

舒服多啦！

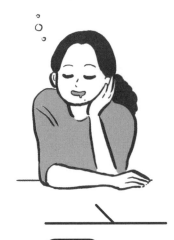

NG

白天睡太久会影响晚上的睡眠质量，午睡最好控制在30分钟以内。

特别困的时候就去睡一会儿

月经前，体温在孕激素的作用下升高，很容易白天昏昏沉沉、晚上清醒，从而陷入睡眠不足的状态。有时甚至会不由自主地犯困、打盹，如果出现这种情况，那就干脆好好睡一觉吧。不过需要注意的是，午睡时间要控制在30分钟以内，以免影响晚上的睡眠质量。

如果担心自己会睡得太沉、太久，不妨试试在睡前喝一杯咖啡。咖啡因大约需要20分钟才会起作用，正好可以在合适的时间点让你清醒过来。

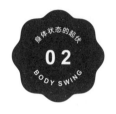

身体状态的起伏
02
BODY SWING

容易疲劳

◆ 原因

　　在月经期，孕激素的分泌量减少，体温会逐渐下降。在此期间容易出现手脚冰凉、血液循环变差的情况，同时由于经血的排出导致身体处于近似贫血的状态，身体自然就很容易疲倦。

◆ 应对方法

　　① 提高体温，驱赶疲劳
　　② 补充蛋白质和铁元素

贫血是导致疲劳的主要原因。

◆ 要点

　　排卵结束后身体开始大量分泌孕激素为妊娠做准备。一旦身体发现没有受精卵，或者受精卵没有成功着床时，激素的分泌量就会骤减，于是就形成月经。激素的这种剧烈波动是导致身体疲劳的主要原因之一。

应对方法

1

提高体温，驱赶疲劳

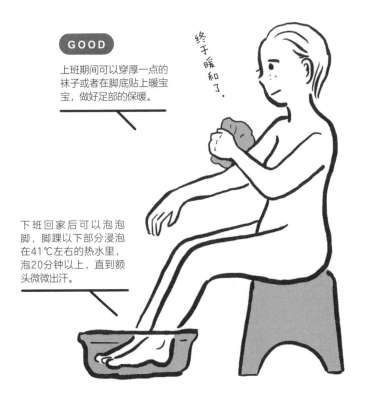

GOOD

上班期间可以穿厚一点的袜子或者在脚底贴上暖宝宝，做好足部的保暖。

终于暖和了。

下班回家后可以泡泡脚，脚踝以下部分浸泡在41℃左右的热水里，泡20分钟以上，直到额头微微出汗。

温暖足部可以让体温快速升高

用热水泡澡提高体温是消除身体疲劳最有效的办法。体温升高，可以加快血液循环并让副交感神经发挥主导作用，有效缓解紧张的精神状态。如果时间有限，可以用泡脚代替泡澡。在洗脚盆或水桶中倒入41℃左右的热水，将脚踝以下的部分放入热水中浸泡20分钟以上，直到额头微微出汗。

脚踝处有较粗的血管，只要泡1分钟左右，就能够使温暖的血液流遍全身，迅速提升体温。

② 补充蛋白质和铁元素

目标摄取量
（以体重50kg为例）

蛋白质	铁元素

65g／天 ⬇ **10.5**mg／天

相当于2.8块三文鱼（生）　　　相当于380g左右的小松菜

2.8块 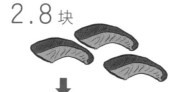　　　**380**g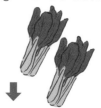

⬇　　　⬇

若摄取不足	若摄取不足
免疫力下降，容易感冒。还会导致肌肉流失、基础代谢速度变慢，有的人会因此发胖。	身体变得疲倦沉重，严重的情况下还会出现头晕、直立性眩晕等症状。头发也会因此变得干枯没有光泽。

合理调整饮食有助于消除月经期的疲劳感

　　为了有效对抗月经期体温偏低引起的疲劳感，建议尽量采用高蛋白质饮食。蛋白质是合成肌肉不可缺少的基本营养素。充足地摄入蛋白质，可以有效提高基础代谢（转化为能量）。随着基础代谢的提升，体温会随之升高，血液循环会变好，身体的疲劳感也能够得到有效缓解。

　　另外，补充铁元素可以有效消除经期贫血引起的疲劳感。小鱼干、小松菜以及动物肝脏等都富含铁元素。烹调时使用铁质的平底锅或炒锅等，也可以为我们提供少量的铁元素。

在日常饮食中增加含蛋白质和铁元素的食物

蛋白质含量

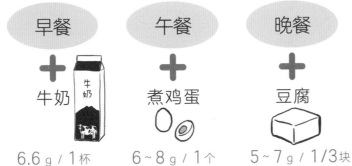

早餐	午餐	晚餐
✚	✚	✚
牛奶	煮鸡蛋	豆腐
6.6 g / 1 杯	6~8 g / 1 个	5~7 g / 1/3 块

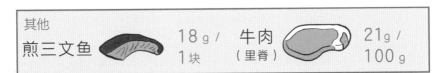

其他
煎三文鱼　18 g / 1 块　牛肉（里脊）　21 g / 100 g

铁元素含量

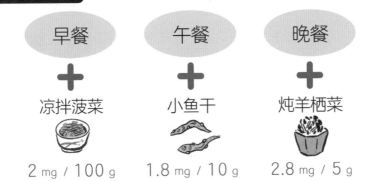

早餐	午餐	晚餐
✚	✚	✚
凉拌菠菜	小鱼干	炖羊栖菜
2 mg / 100 g	1.8 mg / 10 g	2.8 mg / 5 g

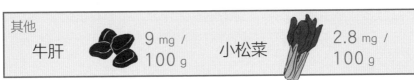

其他
牛肝　9 mg / 100 g　小松菜　2.8 mg / 100 g

手脚冰冷

◆ 原因

在月经期，随着孕激素分泌量的减少，体温下降，身体本就容易发冷。同时，伴随着经血和水分的流失，部分体内热量也被带出体外，于是就更容易出现手脚冰冷的状况。

◆ 应对方法

① 通过脚趾猜拳游戏促进足部血液循环
② 温暖内脏，由内而外改善身体冰冷的问题

内外联合。

◆ 要点

如果身体一直处于发冷的状态，将导致内脏功能减弱，进而导致免疫力下降。此外，血液循环不佳还会引起经血不畅、失眠、腰酸背痛、头疼等不适症状。因此，一定要想方设法让身体暖和起来。

1 通过脚趾猜拳游戏促进足部血液循环

GOOD

如果脚趾不是很灵活,只
重复石头和布的动作也有
一定的效果。

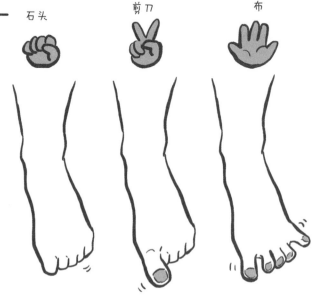

石头　　　　　剪刀　　　　　布

只重复石头和布的动作也可以

"肢体末梢发冷"的现象常见于女性,是因为女性的肌肉量通常少于男性,而肌肉能够发挥类似水泵的作用,把血液输送到身体四肢等末梢部位。加上女性在月经期间体内的热量还会进一步流失,这就进一步加剧了手脚冰冷的情况。

"脚趾猜拳游戏"有助于改善足部冰冷的状况。首先缩起所有脚趾(石头),接着伸出大拇指(剪刀),最后把所有的脚趾都展开(布)。如此反复,直到足部暖和起来为止。在做这些动作的同时再扭一扭脚踝,能进一步促进血液循环。

② 温暖内脏，由内而外改善身体冰冷的问题

《 这些人群的内脏更容易受凉 》

☐ 腹部的温度比腋下低

☐ 肠胃不好

☐ 经常感冒

☐ 基础体温较低（36℃以下）

☐ 喜欢喝冷饮

☐ 经常喝咖啡或红茶

"内脏受凉"是导致激素分泌失衡的主要原因之一

　　身体冰冷有很多种类型。其中，腹部及内脏等部位冰冷，即"内脏受凉"属于不太容易被察觉的类型。试着同时摸一摸腋下和腹部，如果感觉腹部的温度更低，那就说明内脏处于受凉状态。内脏受凉的人往往平时的基础体温也偏低，并且很容易感冒。这些人通常还有爱喝冷饮的习惯。

　　内脏一旦受凉，卵巢也会处于受凉的状态，从而影响雌性激素的正常分泌，最终导致身体出现各种不适症状。

温暖内脏的小妙招

① 喝温开水

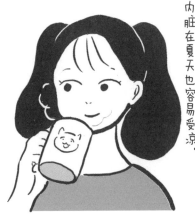

内脏在夏天也容易受凉。

这里的温开水指的是水烧开后放凉至50℃左右的水。喝温开水能让肠胃慢慢暖和起来，增强胃肠蠕动，提高身体的代谢功能。

② 吃点生姜(粉)

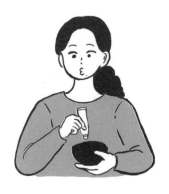

生姜在加热过程中会释放出辛辣成分"生姜酚"，这种成分具有活血的功效。在汤里加一点生姜，也是个不错的选择。

③ 贴上暖宝宝

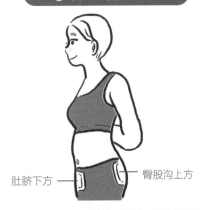

肚脐下方 —— 臀股沟上方

在小腹以及臀部等肌肉较多的部位贴上暖宝宝，可以让全身快速暖和起来。

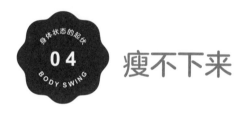

身体状态的起伏

04

BODY SWING

瘦不下来

◆ 原因

　　从排卵后到月经来临前的这段时间，身体在大量孕激素的作用下开始为妊娠做准备，会储存大量的营养物质及水分。因此，在此期间体重一般会有所增加。

◆ 应对方法

① 不要在视线范围内放置体重秤

② 想吃什么就吃什么

③ 多吃深色食物，提高身体代谢

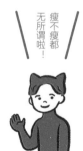

瘦不瘦都无所谓啦！

◆ 要点

　　这个时期体重增加，也从侧面说明了体内的雌性激素在正常地发挥作用。因此，不用太在意月经来临前的体重变化。同时，减肥最好避开月经期，等月经结束后再减吧。

应对方法

1 不要在视线范围内放置体重秤

瘦不下来

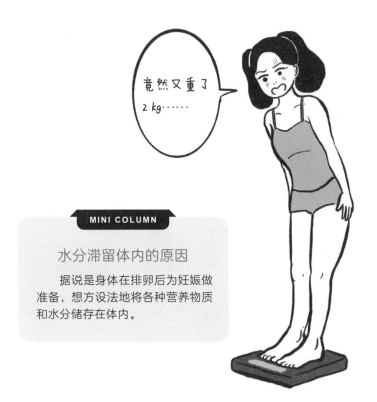

竟然又重了 2 kg······

MINI COLUMN

水分滞留体内的原因

据说是身体在排卵后为妊娠做准备，想方设法地将各种营养物质和水分储存在体内。

在雌性激素的作用下月经来临前体重自然增加

　　从月经来临前10天左右开始，食欲亢进、下肢水肿等恼人的问题就会接踵而至，这其实是正常的生理现象。因为从排卵后到月经来临前的这段时间，水分很容易滞留在体内导致水肿。有的人甚至会增重2~3 kg。

　　这些身体上的变化，其实是雌性激素在正常运作的证据。在此期间，体重增加也是很正常的。因此，不要再不停地称体重了，把体重秤收起来放到看不见的地方吧。

② 想吃什么就吃什么

GOOD

大快朵颐之后，第二天尽量
选择吃一些容易消化的食
物，让肠胃好好休息一下。

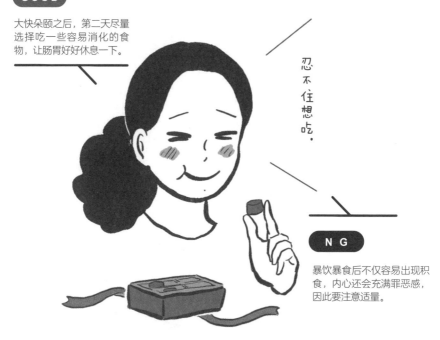

忍不住想吃。

N G

暴饮暴食后不仅容易出现积
食，内心还会充满罪恶感，
因此要注意适量。

越忍耐，越容易暴饮暴食

我们应当正确地认识到，从排卵后到月经来临前的这段时
间，食欲亢进是雌性激素正常发挥作用的结果。因此，这段时间
想吃什么就吃什么吧，不需要刻意忍耐。因为越是忍耐，就越容
易导致报复性的暴饮暴食，这将对身体造成更加严重的伤害。如
果特别想吃甜食，那就吃一块巧克力来满足自己吧。

不用太担心自己在这段时间吃了太多东西会变胖。月经结束
后，孕激素的分泌变得旺盛后食欲就会开始下降，体重也就自然
而然地减轻了。

③ 多吃深色食物，提高身体代谢

深色食物及其功效

深色食物

- 黑芝麻
- 羊栖菜
- 海带
- 糙米
- 黑糖
- 黑醋
- 木耳
- 裙带菜
- 黑豆
- 全麦面包
- 纯荞麦面

……

功效

增强免疫力

提高身体代谢

促进血液循环

防止暴饮暴食

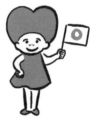

可以在白米饭里撒一些黑芝麻，或者吃全麦面包。

多吃深色食物有助于提高身体代谢

前文提到，从排卵后到月经来临前的这段时间，食欲会变得比较亢进，建议多食用一些有助于提高身体代谢的食物。例如，黑芝麻、黑豆等黑色的食物，以及糙米、全麦面包、纯荞麦面等非精制的深色食物。

深色食物富含膳食纤维，能帮助我们改善肠道环境。肠道环境变好之后，就可以更加高效地将营养物质输送到身体的各个部位，进一步提高身体代谢。

身体代谢率提高后，即使吃得比以前多也不容易发胖。

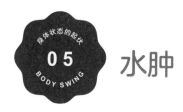

身体状态的起伏

05

BODY SWING

水肿

◆ 原因

　　从排卵后到月经来临前的这段时间，在孕激素的作用下，身体会出现比较明显的水肿。此外，缺乏运动、盐分摄入过多等一些不良的生活习惯也会导致水肿。

◆ 应对方法

　　① 补充钾元素，帮助身体排出多余水分
　　② 用醋代替盐和酱油
　　③ 健走

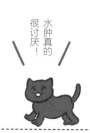

水肿真的很讨厌！

◆ 要点

　　来月经之前，身体在雌性激素的作用下比平时更容易滞留水分，因此几乎每个女性在此期间都会出现身体水肿的问题。另外，女性的肌肉力量本来就比较弱，更容易因血流不畅而出现水肿。在日常生活中要注意适当加强锻炼并控制盐分的摄入。

1 补充钾元素，帮助身体排出多余水分

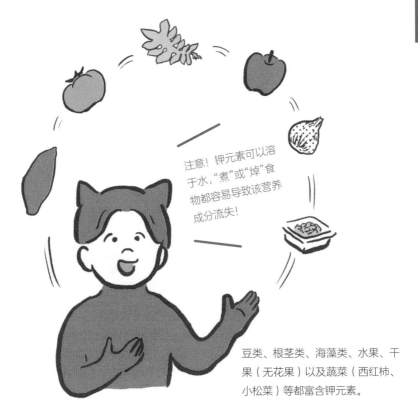

注意！钾元素可以溶于水，"煮"或"焯"食物都容易导致该营养成分流失！

豆类、根茎类、海藻类、水果、干果（无花果）以及蔬菜（西红柿、小松菜）等都富含钾元素。

钾元素具有利尿作用

如果感觉自己身体水肿，就积极地补充一些钾元素吧。

钾元素具有利尿作用，能帮助人体通过排尿的方式将多余的水分排出体外。

小松菜、苹果以及香蕉等都是富含钾元素的食物。如果不想吃太甜的东西，可以吃一些用赤小豆做成的甜点。

钾元素易溶于水，因此能生吃的含钾食物最好直接生吃。需要烹调的食物也尽量选择煎、蒸或微波炉加热等烹调方式。

应对方法

② 用醋代替盐和酱油

这些食物与醋搭配更美味

炖煮菜　　　　煎牛排

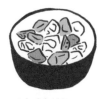　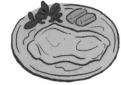

用醋(米醋、谷物醋、黑葡萄醋等)代替盐和酱油，既美味又可以减盐，一举两得！

凉拌菜　　　泡菜

MINI COLUMN

1碗拉面含有人体1天所需的盐分

日本厚生劳动省（日本的医疗卫生和社会保障部门）建议女性每天摄入的盐分控制在6.5 g以内。这相当于1碗拉面（含汤汁在内）所包含的盐分。日常生活中的面包、调料以及加工食品等食物中的含盐量高得惊人，人们往往会在不知不觉中摄入过量的盐分。

用醋替代盐和酱油有助于消除水肿

现代人的餐桌上几乎都是高盐食物。盐分会将更多的水分锁在细胞里造成身体水肿，因此一定要注意控制盐分的摄入量。

这里推荐大家用醋代替盐和酱油的方法减少盐分摄入。例如，煎鱼用米醋、煎牛排用黑葡萄醋等。用谷物醋腌一腌蔬菜做成泡菜，也就不需要再加其他调料了。

醋还可以帮助我们调理肠道环境，因此用醋代替盐和酱油，不仅可以控制盐分的摄入，还有助于提高身体代谢。

|应对方法|
③ 健走

GOOD

健走的速度不要太快，以能与同行的小伙伴边走边聊天，并且微微喘气的状态为宜。

理想的健走时间是每天30分钟左右。刚开始试着保持每周3次左右的频率。重要的是持之以恒，因此找到适合自己的节奏并长期坚持尤为重要。

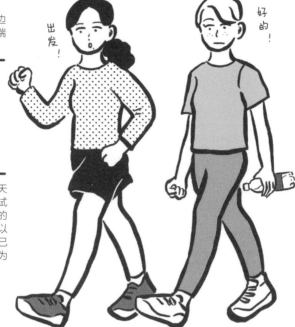

通过提高身体基础代谢改善水肿

缺乏运动容易导致身体的肌肉力量变弱，血液循环变差，进而导致身体的代谢功能随之下降。代谢功能下降将导致身体排出水分的能力变弱，于是脸和四肢等部位就会出现水肿。

在众多运动中，最容易开始的当属健走。健走的速度最好保持在微微喘气的程度，中途最好再爬一段坡道或者楼梯（上楼梯）。每天坚持健走30分钟左右，也可以分成3次、每次10分钟。在下班回家的路上提前一站下车走回家，也是一个不错的选择。记住，重要的是每天坚持！

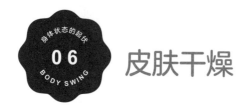

皮肤干燥

◆ 原因

    皮肤干燥与雌激素的减少有很大的关系，雌激素能够促进胶原蛋白的合成，加速皮肤的新陈代谢。雌激素减少后，皮肤就会失去光泽和弹性，变得粗糙。

◆ 应对方法

    ① 早晚都要给皮肤做好保湿

    ② 多喝水，防止身体缺水

    ③ 利用精油修复皮肤损伤

◆ 要点

    皮肤干燥时，需要从身体内部和外部双向采取保湿措施。不仅要多喝水补充水分，还要在洗脸后做好保湿工作。建议选择性价比高的化妆水，不必追求高价，这样用起来也不会觉得心疼。

早晚都要给皮肤做好保湿

保湿的要点

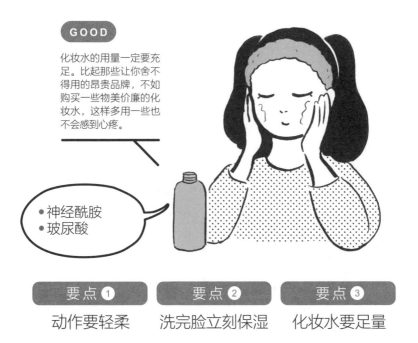

GOOD

化妆水的用量一定要充足。比起那些让你舍不得用的昂贵品牌，不如购买一些物美价廉的化妆水，这样多用一些也不会感到心疼。

• 神经酰胺
• 玻尿酸

要点 1	要点 2	要点 3
动作要轻柔	洗完脸立刻保湿	化妆水要足量

年轻时就要做好皮肤的保湿

　　年轻时皮脂分泌旺盛，容易被误认为是油性皮肤，于是总是倾向于采取控油措施，想方设法地保持皮肤干爽。但有时皮肤其实处于"外油内干"的缺水状态。

　　此外，别忘了皮肤的老化会比我们的预期来得更早一些。雌性激素中的雌激素在20多岁时迎来分泌高峰，一旦过了这个阶段，皮肤就会变得越来越干燥。

　　使用含有神经酰胺、玻尿酸等物质的化妆水多给皮肤补补水吧。一边泡澡一边敷面膜也是不错的保湿方法。

② 多喝水，防止身体缺水

皮肤"外油内干"的原理

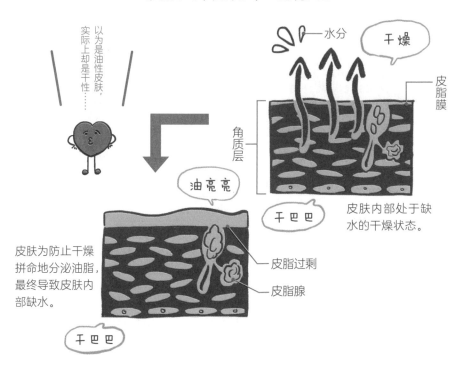

多喝水可以促进血液循环，有效改善肌肤状态

　　体内水分不足也是导致皮肤干燥的一个重要原因。皮肤细胞的60%都由水分组成，而且身体要制造将营养输送到皮肤细胞的血液，水分也是必要成分之一。

　　如果体内水分不足，血液就会变得黏稠，阻碍肌肤的新陈代谢。

　　人体每天所需的水量为1.5～2 L。其中有一半可以通过日常三餐获得，因此每天还需要额外补充1 L左右的水。如果感觉嘴唇或眼部比较干燥，那就说明需要喝点水给身体补充水分了。

应对方法

3

利用精油修复皮肤损伤

皮
肤
干
燥

有美肤效果的芳香精油

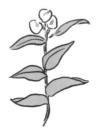

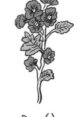

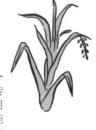

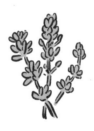

花梨木精油

拥有玫瑰花一样的香味，这款精油的主要成分芳樟醇能活化肌肤细胞。

玫瑰草精油

玫瑰草精油是印度传统医学阿育吠陀常用的一种植物精油，能有效平衡肌肤中的皮脂和水分。

天竺葵精油

这款精油有助于平衡油脂分泌，让肌肤变得更加滋润，抗衰老效果极佳。

橙花精油

橙花精油是从苦橙花的花瓣中提取的，可以促进皮肤的新陈代谢，让皮肤变得更加紧致。

薰衣草精油

除了安眠，它还有抗炎、消毒的作用，有助于修复因干燥而受损的皮肤。

利用精油修复皮肤损伤，保养面部

皮肤干燥受损时，不妨试着用一些芳香精油，不仅能加强皮肤的保湿效果，还能提高细胞的修复功能。

花梨木精油、橙花精油以及玫瑰草精油等均具有保湿效果。薰衣草精油、橙花精油以及天竺葵精油等都具有良好的细胞修复作用。

在装有热水的脸盆里滴上1～3滴精油，搅匀后利用挥发出来的水蒸气蒸一蒸面部（闭上眼睛）。一边蒸脸一边吸入精油的香气，心情也会变得放松起来。

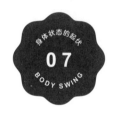

身体状态的起伏
07
BODY SWING

皱纹、皮肤松弛

◆ 原因

　　女性在30岁以前，皱纹主要是由紫外线、压力、疲劳以及月经期雌激素分泌减少等多种因素造成。而到了40岁，皮肤的皱纹和松弛感会一下子加重，这主要是因为随着年龄的增长，女性体内分泌的雌性激素越来越少而引起的老化现象。

◆ 应对方法

　　做好防晒

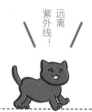

远离
紫外线！

◆ 要点

　　在30岁之前，即初期老化阶段产生的干燥性细纹，可以通过保湿措施得到一定程度的改善。但进入40岁之后，脸上出现的皱纹就是不折不扣的"岁月的痕迹"了。想要尽可能地延缓皮肤衰老，平时就一定要注意做好防晒，尽量隔绝紫外线。

做好防晒

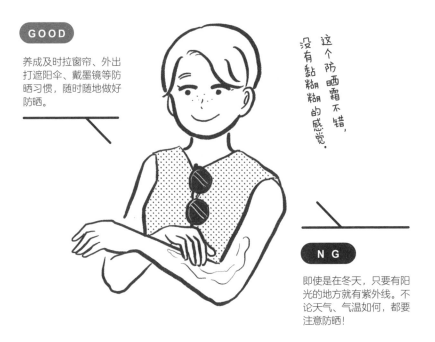

GOOD

养成及时拉窗帘、外出打遮阳伞、戴墨镜等防晒习惯，随时随地做好防晒。

这个防晒霜不错，没有黏糊糊的感觉。

皱纹、皮肤松弛

NG

即使是在冬天，只要有阳光的地方就有紫外线。不论天气、气温如何，都要注意防晒！

紫外线照射皮肤产生的活性氧是皮肤的隐形杀手

皮肤在紫外线的作用下会产生一种叫活性氧※的物质。一旦活性氧分子攻击正常的皮肤细胞，就会产生细纹和色斑。有研究表明，压力和疲劳也会导致体内的活性氧增加。

即使皮肤没有直接接触紫外线，但只要眼部接触到紫外线，大脑也会快速予以响应，向皮肤发出生成色斑的指令。因此，外出时不仅要涂防晒霜，还要戴好墨镜，尽可能隔绝紫外线。此外，紫外线也会从窗户进入室内，因此，即使在室内也要注意拉好窗帘并涂抹防晒霜。

※活性氧是可以消灭体内的细菌和病毒的氧分子，但是数量过多时就会攻击体内的正常细胞。

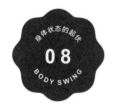

身体状态的趋体
08
BODY SWING

头发干枯、毛糙

◆ 原因

　　紫外线是导致头发干枯、毛糙的重要原因之一。虽然头发最容易受到紫外线的伤害，但几乎所有人都忽视了针对头发的防晒措施。紫外线的照射会导致头发的角质层受损，让头发失去光泽。

◆ 应对方法

　　① 正确使用吹风机
　　② 补充头发生长所需的营养
　　③ 按摩头皮促进血液循环

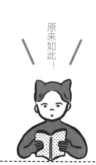

原来如此！

◆ 要点

　　拥有一头柔顺的秀发是女性的典型象征之一。当发现头发干枯、毛糙或者受损时，一定要注意加强护理。注意吹风机的使用方法以及合理饮食，有益于我们拥有一头柔顺、有光泽的头发。

正确使用吹风机

NG

注意吹风机的出风口不要太靠近头皮，也要避免长时间吹同一个位置。

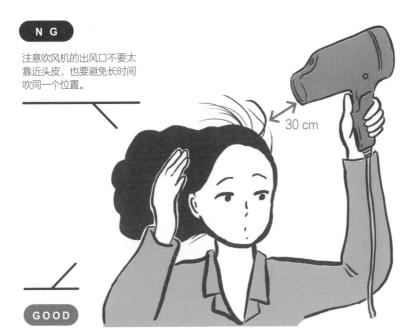

30 cm

GOOD

先用干发巾尽量弄干头发以及发根，有效缩短使用吹风机的时间。

吹风机的使用技巧：短时间、远距离、吹整体

洗完澡后，不适当地护理头发，很容易导致头发受损，变得干枯、毛糙。过度使用吹风机会让头发由于频繁摩擦而受损，而头发未干透又会促使细菌繁殖，导致头皮瘙痒甚至产生异味……掌握吹风机的正确使用方法，能有效解决这些问题。

洗完头发后先用干发巾尽量吸干头发上的水，避免摩擦擦干，再用吹风机吹干。吹风机的出风口与头发之间要保持30厘米左右的距离，并使用暖风模式均匀吹干。等头皮和发根处吹干后，再调整为冷风模式。需要注意的是暖风模式的温度不宜过高。

2 补充头发生长所需的营养

三种必备的营养素

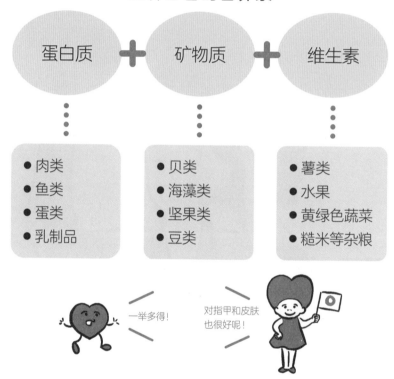

蛋白质 ＋ 矿物质 ＋ 维生素

● 肉类
● 鱼类
● 蛋类
● 乳制品

● 贝类
● 海藻类
● 坚果类
● 豆类

● 薯类
● 水果
● 黄绿色蔬菜
● 糙米等杂粮

一举多得！

对指甲和皮肤
也很好呢！

通过高蛋白饮食为头发提供充足养分

头发的主要成分是一种叫角蛋白的蛋白质。角蛋白不足会导致头发干枯、缺乏光泽。此外，角蛋白不足还会造成头发的生长速度缓慢。

高蛋白饮食有助于头发保持柔顺、健康。肉类（瘦肉）、鱼类和蛋类等都是富含蛋白质的食物。需要注意的是光补充蛋白质还不够，如果矿物质或者维生素的摄入量不足，饮食中的蛋白质就无法成功转化为角蛋白。建议在三餐中多吃一点肉类或鱼类，再搭配吃一些坚果补充矿物质及维生素。

③ 按摩头皮促进血液循环

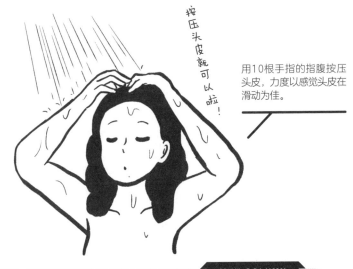

按压头皮就可以啦！

用10根手指的指腹按压头皮，力度以感觉头皮在滑动为佳。

MINI COLUMN

月经结束后更适合染发吗？

皮肤在月经来临前以及月经期都会变得特别敏感，头皮容易在染发剂的刺激下出现过敏症状。因此这期间不适合染发。在月经结束后的几天内，皮肤的屏障功能最佳，建议在此期间染发。

头皮的血液循环是头发的"生命线"

就像地基牢固才能确保上面的建筑物稳固一样，头皮健康才能保证头发柔韧、有光泽。

头发出现干枯、毛糙等问题，多半是因为头皮血液循环不佳。可以通过按摩头皮来改善。

用10根手指的指腹紧紧按住头皮，发力后让头皮前后左右移动，注意不要用指甲去挠头皮。头皮在洗澡过程中会变得更加松弛、柔软，这时进行按摩效果更佳。

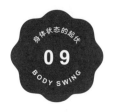

身体状态的晴雨表

09

BODY SWING

皮肤粗糙、长粉刺

◆ 原因

从排卵后到月经来临前的这段时间，皮肤油脂分泌旺盛，容易导致皮肤粗糙、长粉刺等。此外，压力大也是引起皮肤问题的重要原因之一。压力过大会导致雄性激素的分泌变得旺盛，从而引发油脂分泌过剩。

◆ 应对方法

① 减少动物脂肪的摄入量

② 补充具有美容效果的维生素

③ 多吃发酵类食品，由内而外滋养皮肤

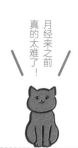

月经来之前真的太难了！

◆ 要点

关于粉刺的治疗方案，不同科室的医生会给出不同的意见。皮肤科的医生一般会开一些维生素或者抗生素。而妇科医生通常会建议服用短效口服避孕药，通过调节体内激素的分泌，从根本上抑制粉刺的生成。

① 减少动物脂肪的摄入量

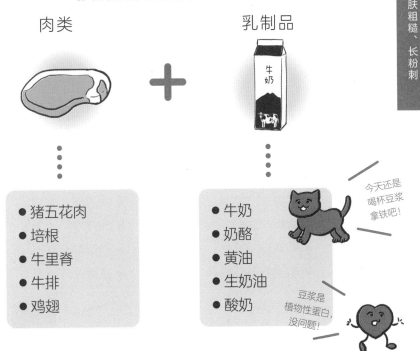

动物脂肪含量高的食物

肉类

乳制品

牛奶

- 猪五花肉
- 培根
- 牛里脊
- 牛排
- 鸡翅

- 牛奶
- 奶酪
- 黄油
- 生奶油
- 酸奶

今天还是喝杯豆浆拿铁吧！

豆浆是植物性蛋白，没问题！

爱吃动物脂肪的人更容易长粉刺

从排卵后到月经来临前的这段时间，随着孕激素分泌量的增加，皮脂的分泌也进入旺盛期，皮肤总是处于油腻腻的状态。有些女性的毛孔特别容易堵塞，即使过了青春期也会继续长粉刺。

建议在此期间最好少吃肉类及乳制品等动物脂肪含量高的食物。牛排（肋眼牛排、西冷牛排）、猪五花肉、牛奶、奶酪、黄油、生奶油等都属于动物脂肪含量高的食物。

接下来将介绍一些富含维生素的食物以及发酵类食品，这些可以适当多吃。

② 补充具有美容效果的维生素

多补充这些维生素

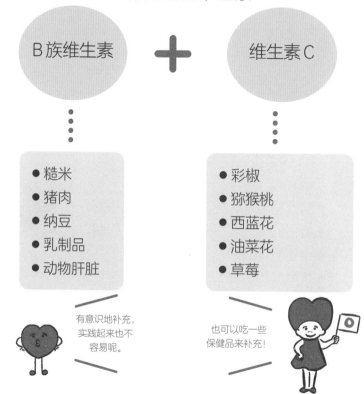

B族维生素
＋
维生素C

- 糙米
- 猪肉
- 纳豆
- 乳制品
- 动物肝脏

- 彩椒
- 猕猴桃
- 西蓝花
- 油菜花
- 草莓

有意识地补充，实践起来也不容易呢。

也可以吃一些保健品来补充！

B族维生素和维生素C可以缩短皮肤代谢周期

爱喝酒以及平时经常吃方便食品的人容易缺乏维生素。而维生素是皮肤细胞新陈代谢所不可缺少的营养物质。觉得皮肤粗糙时，可以有意识地补充一些维生素。

时令蔬菜和各类水果所含的B族维生素，可以有效调节皮脂的分泌并促进皮肤的新陈代谢。维生素C则有助于胶原蛋白的合成，两者一起摄入的话效果会更好。

应对方法

3 多吃发酵类食品，由内而外滋养皮肤

皮肤粗糙、长粉刺

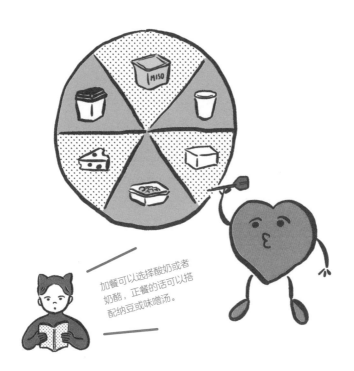

加餐可以选择酸奶或者奶酪，正餐的话可以搭配纳豆或味噌汤。

肠道环境好，皮肤也会变好

改善肠道环境是拥有好皮肤最快、最有效的手段。良好的肠道环境有助于肠道更快速、更全面地吸收营养物质，并将其输送到身体的各个角落，从而加快皮肤新陈代谢的速度。

纳豆、味噌、甜酒、酸奶以及奶酪等发酵类食品，有助于改善肠道环境。这些食品中的乳酸菌可以让肠道内的有益菌更加活跃，显著改善便秘、皮肤粗糙以及粉刺等困扰。此外，这些发酵类食品还具有良好的排毒效果，非常适合在减肥期间食用。

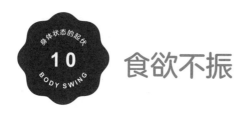

身体状态的起伏
10
BODY SWING

食欲不振

◆ 原因

　　首先要确认是否存在消化系统或甲状腺方面的疾病。同时，心事重重或压力过大等精神层面的因素也会影响食欲。此外，在身体容易发冷的月经期，肠胃功能下降也容易导致食欲不振。

◆ 应对方法

　　吃易消化的食物

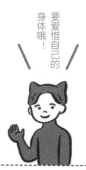

要爱惜自己的
身体哦！

◆ 要点

　　月经来临前，有的人会食欲大增，有的人却食欲不振，完全是两个极端。如果在月经来临前及月经期没有食欲，但月经一结束就恢复正常，这说明食欲不振与激素分泌相关，不必太过担心。

应对方法

吃易消化的食物

食欲不振

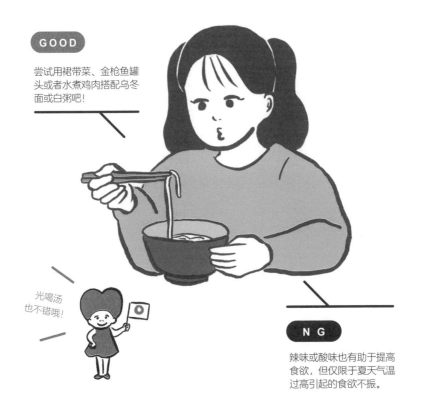

GOOD

尝试用裙带菜、金枪鱼罐头或者水煮鸡肉搭配乌冬面或白粥吧！

光喝汤也不错哦！

NG

辣味或酸味也有助于提高食欲，但仅限于夏天气温过高引起的食欲不振。

没有食欲的时候不必勉强进食

如果没有食欲，就不要勉强自己吃东西。耐心地等到有胃口的时候再吃吧。唯一需要注意的就是别忘了补充水分。

如果无论如何都必须进食，那就吃一些容易消化的食物吧。建议用乌冬面或白粥当主食，再搭配一些鸡蛋或者水煮鸡肉等富含蛋白质的食物。

交感神经过度兴奋也有可能导致食欲不振。因此要注意放松心情，不要积攒过多的压力。

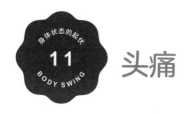

身体状态的起伏
11
BODY SWING

头痛

◆ 原因

　　长时间使用电脑会使眼睛和颈部周围的肌肉一直处于紧张状态，导致血液循环不佳引发头痛的症状。在月经来临前和月经期这段时间，体内血清素含量的急剧减少也会导致抽痛型的疼痛。

◆ 应对方法

　　① 静养并避开光线、气味、声音等刺激
　　② 放松僵硬的肌肉

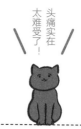

头痛实在
太难受了！

◆ 要点

　　头痛分为很多种类型。有些头痛必须求助专科医生才能治疗。如果突然出现剧烈的头痛或者伴随肢体麻木、发热等症状，一定要第一时间前往医院就诊。如果是轻微头痛也不要一直忍着，可适当服用一些有助于缓解疼痛的药物。

你的头痛属于哪一类

女性常见的头痛有偏头痛和神经性头痛这两类。
不同类型的头痛需要采取不同的缓解措施。
先来看一看困扰你的头痛属于哪一种吧。

☐ 太阳穴至眼睛周围仿佛血管搏动般抽痛

☐ 头痛的同时会感到恶心想吐、胃不舒服

☐ 头痛的同时对光线和声音异常敏感

☐ 冷敷降温后会感觉舒服一点

☐ 身体移动的时候疼得更厉害

☐ 整个头部被像被勒紧了一样疼

☐ 头痛的同时还感到眼部疲劳或全身倦怠

☐ 后脑勺至颈部有压迫感

☐ 温暖全身后感觉舒服一点

☐ 身体移动的时候疼痛有所减轻

⬇

偏头痛
↳ P062

⬇

神经性头痛
↳ P063

应对方法

① 静养并避开光线、气味、声音等刺激

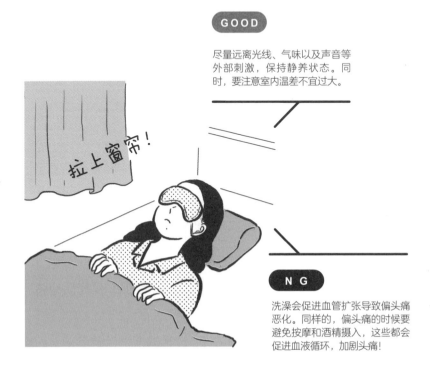

GOOD

尽量远离光线、气味以及声音等
外部刺激，保持静养状态。同
时，要注意室内温差不宜过大。

拉上窗帘！

NG

洗澡会促进血管扩张导致偏头痛
恶化。同样的，偏头痛的时候要
避免按摩和酒精摄入，这些都会
促进血液循环，加剧头痛！

各种外部刺激会进一步加剧抽痛

　　偏头痛主要是某种原因导致头部血管扩张，从而压迫到血管
周围的神经引起的。女性在月经来临前到月经期这段时间，体内血
清素的分泌量会急剧减少，引起血管扩张，因此特别容易出现偏头
痛的症状。

　　偏头痛最明显的特征是太阳穴至眼睛周围会如血管搏动般抽
痛。光线和声音等外部刺激会进一步加剧抽痛，建议最好在光线
昏暗并且安静的地方好好休息。

　　此外，缺乏镁元素和维生素B_2也会引起偏头痛。适当多吃一些
羊栖菜、黑豆、动物肝脏以及鸡蛋等食物能补充身体所需的镁元素
及维生素B_2。

应对方法

2 放松僵硬的肌肉

头痛

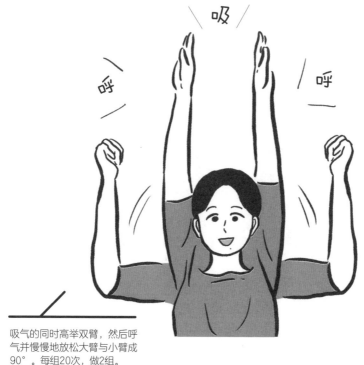

吸气的同时高举双臂,然后呼气并慢慢地放松大臂与小臂成90°。每组20次,做2组。

久坐或者长时间用眼是导致神经性头痛的主要原因

　　肌肉因缺乏运动、压力过大,或者长时间处于紧张的状态会导致血流不畅,引发神经性头痛。久坐电脑前工作或长时间使用手机,使眼睛、脖子和肩膀等部位因过度疲劳而引起的头痛就属于这种类型。

　　想要缓解神经性头痛,最有效的方法就是放松僵硬的肌肉。做一些拉伸运动或者体操,放松一下上半身吧。

　　此外,还可以通过泡热水澡或按摩等办法,温暖身体促进头部和颈部的血液循环。一边泡澡一边按摩头皮也是个不错的选择。

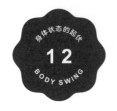

肩颈酸痛

◆ 原因

　　长时间使用手机、电脑或者长期保持同一姿势，很容易造成慢性肩颈酸痛。这是因为长时间保持同样的姿势或动作，会导致特定部位的肌肉僵硬、血流不畅。

◆ 应对方法

　① 改掉不良姿势和习惯性小动作
　② 多吃有助于促进血液循环的食物
　③ 做一些拉伸运动或体操来活动手脚

◆ 要点

　　跷二郎腿、托腮等不良的习惯性小动作或姿势也是引起肩颈酸痛的重要原因。很多女性都会在血液循环状况不佳的月经期，出现肩膀酸痛的症状。平时一定要注意多活动身体，避免长时间保持同一个姿势。

① 改掉不良姿势和习惯性小动作

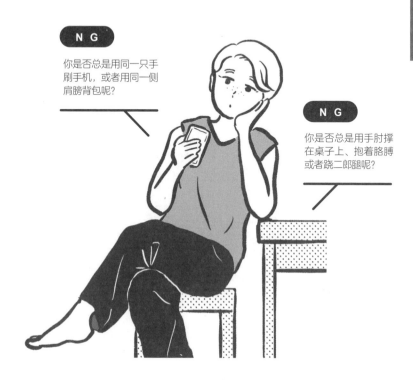

肩颈酸痛往往源自不良习惯

所谓"肌肉僵硬"，简单来说就是肌肉因过度紧张或僵化而导致的血液循环不畅的状态。

~~长时间保持一个姿势，使得某个特定部位的肌肉一直被拉伸，而其他肌肉却一直保持收缩状态。这样就会使血流停滞，导致肌肉酸痛。~~长时间玩手机、总是用同一侧肩膀背包、工作时跷二郎腿、经常托腮等不良习惯，都容易导致肩颈酸痛。

赶快行动起来，在日常生活中有意识地改掉这些不良姿势和习惯性小动作吧。

2 多吃有助于促进血液循环的食物

超级简单的煮洋葱

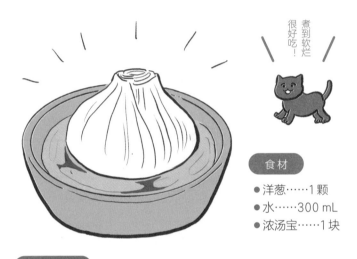

煮到软烂很好吃！

食材

● 洋葱……1颗
● 水……300 mL
● 浓汤宝……1块

制作方法

1. 将洋葱去皮后包上保鲜膜，用微波炉中火加热5分钟。
2. 在锅中加入适量的水并放入浓汤宝，煮开后放入处理好的洋葱再煮3分钟。
3. 也可以根据自己的口味喜好加一些培根等。

多吃味道重的蔬菜有助于促进血液循环、消除肌肉酸痛

　　身体容易发冷的人更容易出现肩颈酸痛的问题。

　　如果你有肩颈酸痛的问题，同时容易手脚冰凉、身体发冷，可以多吃一些有助于加快血液循环、缓解肌肉酸痛的食物。

　　洋葱、生姜、大蒜和大葱等味道比较重的蔬菜，以及南瓜、西蓝花、小松菜等富含维生素E的黄绿色蔬菜，都具有良好的促进血液循环的功效。尤其是洋葱，不仅能促进血液循环，还有清洁血管的作用，请一定要试试。

③ 做一些拉伸运动或体操来活动手脚

肩颈酸痛

GOOD

哪怕只是扭扭腰、伸伸手臂也可以。每小时做一次，还能帮助调整心情呢。

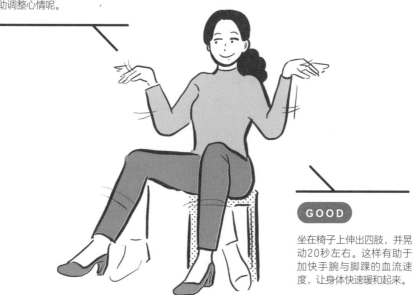

GOOD

坐在椅子上伸出四肢，并晃动20秒左右。这样有助于加快手腕与脚踝的血流速度，让身体快速暖和起来。

每小时都要活动一下身体

人在夜间睡眠时会翻身20~30次，以分散身体对肌肉施加的压力，从而有效避免某个部位出现血液循环不畅的情况。这是身体出于"不能一直保持同样的姿势"的本能。

长时间保持同样的姿势，不仅会导致肩颈酸痛，严重情况下还有可能引发静脉血栓，即所谓的"经济舱综合征"。

因此，久坐电脑前办公的人，最好每小时都站起来活动一下身体。这样不仅可以促进血液循环，还有助于恢复专注力，提高工作效率。做做拉伸或者扭扭腰都有不错的效果。

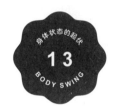

便秘、胀气

◆ 原因

便秘的原因可谓五花八门，饮食习惯、疲劳、压力、缺乏运动、睡眠不足、体寒等都有可能造成便秘。尤其是排卵后至月经前的这段时间，孕激素的分泌量大幅增加，导致肠道的蠕动功能※减弱，因此女性在此期间更容易便秘。

◆ 应对方法

① 每天喝1勺椰子油或橄榄油
② 利用发酵类食品和富含膳食纤维的食物增加肠道有益菌
③ 做排气操缓解胀气
④ 按摩腹部，促进排便

◆ 要点

只要改变不良的生活习惯，就能有效地缓解便秘和胀气的症状。如果一定要用药，请谨遵医嘱，尽量选择对身体副作用小的药物。此外，为了减肥而过度节食，也有可能导致便意减弱而引发便秘，因此需要多加注意。

※蠕动功能：肠道所具有的将消化进入肠道的食物往前推或将食物残渣排出体外的功能。

① 每天喝1勺椰子油或橄榄油

GOOD

在盛产橄榄油的日本小豆岛，人们喜欢往味噌汤或酸奶里加一点橄榄油再吃。你也可以试一试！

GOOD

试着往每天早上喝的咖啡里加1勺椰子油或者橄榄油吧。

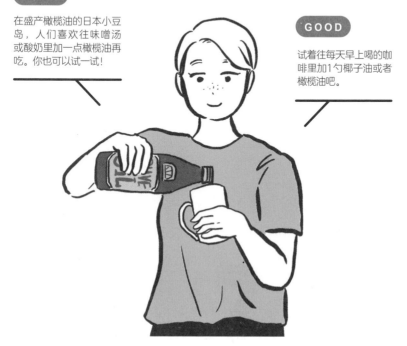

喝油有助于润滑肠道、帮助排便

通常人们都会认为多喝水有助于改善便秘，但从医学的角度来看这种做法并不科学。当然，适当补充水分也是必要的，但想要缓解便秘，最有效的做法还是摄入适量的油分，让肠道变得更加润滑。

橄榄油中的油酸不容易被小肠吸收，可以直接到达大肠帮助排便。而椰子油中的月桂酸，可以帮助消灭肠道内的有害菌。但是也要注意不要摄入过量的油，以免热量超标，每天喝1~2勺即可。

|应对方法|

② 利用发酵类食品和富含膳食纤维的 食物增加肠道有益菌

有助于增加有益菌的食物

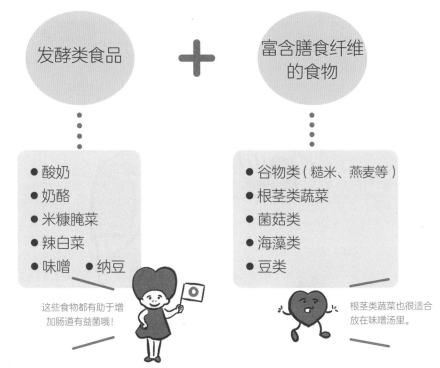

发酵类食品 ➕ 富含膳食纤维 的食物

- 酸奶
- 奶酪
- 米糠腌菜
- 辣白菜
- 味噌 ● 纳豆

这些食物都有助于增加肠道有益菌哦!

- 谷物类(糙米、燕麦等)
- 根茎类蔬菜
- 菌菇类
- 海藻类
- 豆类

根茎类蔬菜也很适合放在味噌汤里。

增加肠道有益菌,过上不便秘的生活

富含乳酸菌、双歧杆菌、米曲菌等有益菌的发酵类食品,以及可以为有益菌提供养分的富含膳食纤维的食物,都是我们不常吃或摄入不足的食物,但其实这两类食物都有治疗便秘的功效。

利用大豆发酵类食品、乳制品以及腌菜等积极摄入有益菌,并多吃一些根茎类蔬菜以及海藻类食物,为体内的有益菌提供充足的养分,可以帮助有益菌在肠道内获得优势地位,提高肠道蠕动功能,排便的频率自然也就增加了。

③ 做排气操缓解胀气

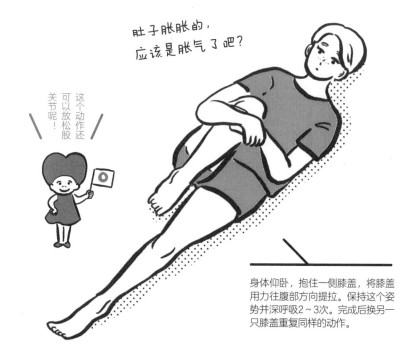

肚子胀胀的，
应该是胀气了吧？

这个动作还
可以放松股
关节呢！

身体仰卧，抱住一侧膝盖，将膝盖
用力往腹部方向提拉。保持这个姿
势并深呼吸2～3次。完成后换另一
只膝盖重复同样的动作。

肚子胀气时要多吃豆制品少吃肉

明明没有便秘，肚子却总是胀胀的，很不舒服……这种状况
很可能是有害菌在肠道内过度繁殖产生了大量气体所致。

摄入过多的肉类和蛋类等动物性蛋白，会导致有害菌在肠道
内过度繁殖。虽然都是蛋白质，但纳豆及豆腐等植物性蛋白就不
容易在肠道内产生气体，因此，平时可以少吃肉类，多吃一些豆
制品。

感觉肚子胀气时，可以做一做排气操促进肠道排气。这一动
作可以刺激肠道，对于改善便秘也有很好的效果。

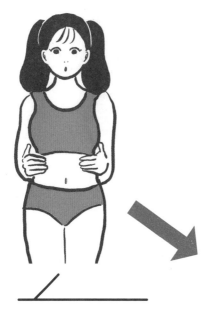

1 按压腹部两侧
轻柔地按压腹部两侧然后松开（重复5~10次）。

2 抓住腹部两侧
双手抓住腹部两侧然后松开（重复10次）。

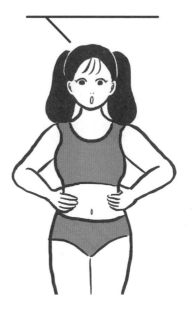

按摩肠道促进肠道蠕动

如果想让肠道尽快排空，那就试一试肠道按摩，加快肠道蠕动吧。

首先，轻柔地按压腹部两侧、松开，然后抓住腹部两侧再松开，重复几次。按压位于腹部两侧的"带脉穴"，这样按摩可以有效缓解便秘。

然后，将手掌贴在肚脐周围以及乙状结肠所在的左下腹，慢慢地揉动，想象将宿便送往直肠的方向。这时的力道要稍大一些，就像隔着肚皮按摩肠道一样。按摩过程中如果出现疼痛感，应立即停止。

❸ 顺时针按压腹部

双手贴在腹部，以肚脐为中心沿顺时针方向移动（转5圈）。

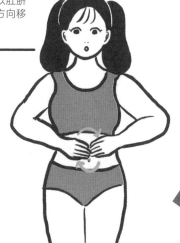

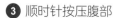

一边深呼吸，一边轻柔地按摩肠道。腹部出现胀痛感，一定要立即停止。

按压，按压……

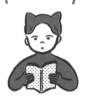

❹ 从肚脐往胯下按压

从肚脐左下方开始朝胯下按压，像沿着肠道压出宿便一样（重复2~3次）。

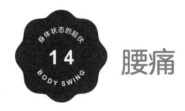

身体状态的起伏

14

BODY SWING

腰痛

◆ 原因

　　姿势不良或长时间保持同样的姿势，会给腰部造成沉重的负担。此外，缺乏运动、身体受凉导致的血液循环不畅也会导致腰痛。而雌性激素的起伏变化也是引起腰痛的重要原因之一。

◆ 应对方法

　　① 利用驱寒食物缓解腰痛
　　② 放松腰部肌肉

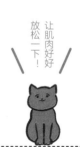

让肌肉好好放松一下！

◆ 要点

　　要确认是否为身体发冷或肌肉僵硬造成的腰痛。此外，也应考虑是否为子宫、卵巢以及肾脏方面的疾病造成的。如果通过加强运动、调整饮食促进血液循环等无法缓解疼痛，请及时前往医院做相关妇科检查。

① 利用驱寒食物缓解腰痛

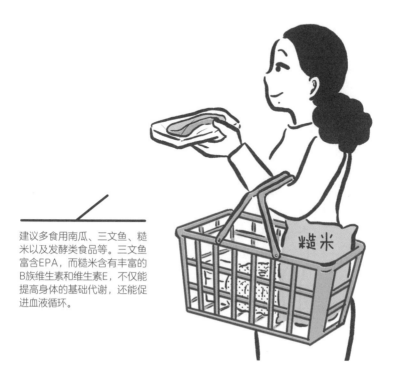

建议多食用南瓜、三文鱼、糙米以及发酵类食品等。三文鱼富含EPA，而糙米含有丰富的B族维生素和维生素E，不仅能提高身体的基础代谢，还能促进血液循环。

阳性食物可以有效缓解因身体发冷引起的腰痛

中医将有助于驱寒、温补身体的食物归为"阳性食物"，而将消暑清热的食物归为"阴性食物"。除了个别例外，在土里生长的、暖色系的（红色、橙色、黄色）、圆的、水分较少的食物以及发酵类食品均属于阳性食物。

女性在月经期体温偏低，很容易因受寒而出现腰痛的症状。这时就可以多吃一些阳性食物来驱寒，让身体暖和起来。

咖啡、夏季蔬菜、热带水果等阴性食物会让身体变得更凉，月经期最好避免食用。

放松腰部肌肉

矿泉水瓶下蹲

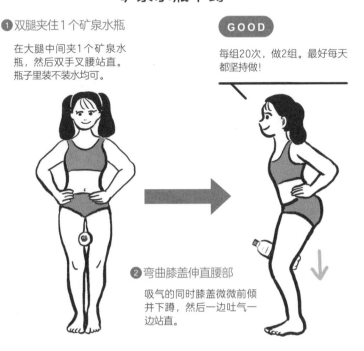

❶双腿夹住1个矿泉水瓶

在大腿中间夹1个矿泉水瓶,然后双手叉腰站直。瓶子里装不装水均可。

GOOD

每组20次,做2组。最好每天都坚持做!

❷弯曲膝盖伸直腰部

吸气的同时膝盖微微前倾并下蹲,然后一边吐气一边站直。

每天适度锻炼肌肉让体态更优美

双脚的脚后跟紧贴着墙壁站立,感受你的后脑勺、肩胛骨还有臀部是否能够轻松地贴到墙壁上。如果贴不到,说明你的站姿存在一些问题。

身体的姿势不对,容易引发各种各样的疾病。每天坚持做一些简单的体操和拉伸运动,帮助身体回归正确的姿势吧。

下蹲运动不仅可以锻炼大腿肌肉,还可以强化支撑整个身体的躯干部位。而"猫式拉伸运动"可以放松腰部肌肉,缓解肌肉僵硬。

猫式拉伸运动

GOOD

要养成每小时活动一下腰部的习惯!

背部和腰部要有被拉伸的感觉!

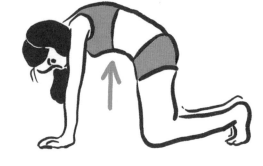

①弓背

双手与双膝着地，一边吸气一边像小猫一样用力弓起背部。

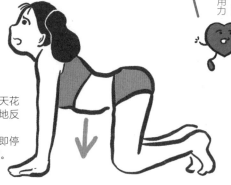

以打开肩膀、肩胛骨内收的感觉用力压向地面。

②反向弓背

抬起头，脸部努力朝向天花板，一边吐气一边用力地反向弓背。

注意：感觉疼痛时要立即停止或适当减小动作的幅度。

中医体验记

中医到底是如何治病的呢？就让内心充满疑问的
保奈美小姐代替各位体验一下吧！

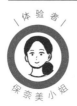

| 体验者 |
保奈美小姐

随着年龄的增长，我的经前期综合征（PMS）越来越严重，于是去了医院。医生建议采用中医疗法，因为中医可以根据经前期综合征的具体症状，采取针对性的调理方法。医生根据我的体质和身体状况，开了几个疗程的中药，建议我在接下来的几个月内通过喝中药慢慢调理。虽然一开始我也是抱着半信半疑的态度，但现在喝了一段时间后，我确实感觉自己的身体状况好了很多，一些不适症状都得到了缓解。

CHECK

所服药物
加味逍遥丸

可以有效缓解因压力过大而导致的心理上和身体上的疲倦。能够促进血液循环，有效缓解月经失调、头晕、头痛等症状。

服药周期
1个月

药物是独立的小包装，每天3次，1次1袋，在吃饭前或者两餐中间用温水送服。据说空腹服用中药的效果更佳。

中医一般通过「四诊法」探究病因。

所需费用
每月180元人民币左右

中医四诊法

·望

观察外观，包括体型、姿态、走路方式、脸色、皮肤和舌头状态等。

·问

询问症状，身体不舒服的具体症状、食欲状况以及生活习惯等。

·闻

听闻声息，包括说话声调、是否有体味或口臭、是否咳嗽等。

·切

摸脉象，触摸病人，感受脉搏，确认腹部是否胀气等。

心理状态的起伏

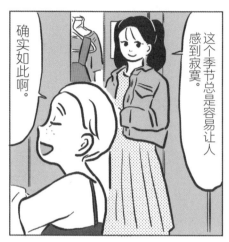

这个季节总是容易让人感到寂寞。

确实如此啊。

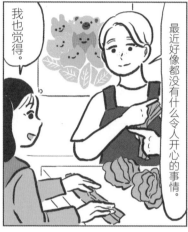

最近好像都没有什么令人开心的事情。

我也觉得。

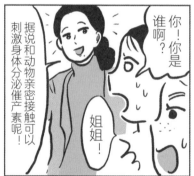

据说和动物亲密接触可以刺激身体分泌催产素呢!

你!你是谁啊?

姐姐!

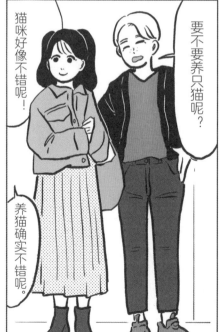

要不要养只猫呢?

猫咪好像不错呢!

养猫确实不错呢。

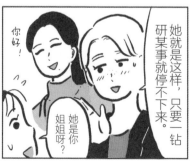

她就是这样,只要一钻研某事就停不下来。

她是你姐姐呀?

你好!

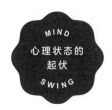

心理状态的起伏与雌性激素波动之间的关系

情绪随着雌性激素的波动而起伏，就像在坐过山车一样

雌性激素的最大使命就是"保存种子并繁衍后代"。为了尽可能地增加后代的数量，雌性激素不仅会控制身体的各项功能，还会影响情绪，甚至是心理状态。

雌激素分泌量的增加会让女性感到心情愉悦、变得乐观，对异性的吸引力也会增加。而孕激素分泌量的增加会让女性变得更加谨慎，为做好妊娠的准备而提高自我防护能力。

这两种雌性激素周期性的增减变化，让情绪随之出现波动，并且每个阶段都呈现出不同的特点。月经结束后，雌激素分泌量增加让人变得积极向上、充满活力；排卵后，由于孕激素的增加导致整个人变得更加悠闲、慵懒；而来月经前，体内激素的急剧变化让整个人都变得烦躁不安；进入月经期后，人又会变得阴沉、忧郁。

如果是激素波动造成的心理起伏，
不妨放松身心，顺其自然

来月经前，雌性激素的分泌量会出现急剧变化，在此期间女性的心理也会因此出现巨大的波动。整个人陷入一种被动、消极的状态中，变得烦躁不安、自我厌恶或者被强烈的孤独感包围……

在月经的影响下，女性的心理状态也会出现激烈的起伏变化，但月经期一旦结束，雌激素的分泌量增加后，心情就会豁然开朗，好像什么事都没发生过一样。因此，也不需要太过担心，顺应情绪的变化规律，把它当成一个可以更深入地了解自己内心的机会吧。

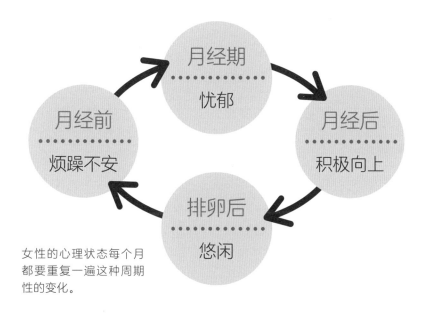

女性的心理状态每个月都要重复一遍这种周期性的变化。

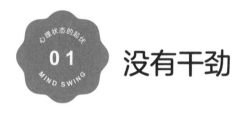

心理状态的起伏
01
MIND SWING

没有干劲

◆ 原因

从排卵后到月经来临前的这段时间，整个人提不起精神、没有干劲，这是再正常不过的现象了。因为这个时期原本就需要让身体得到充分休养以确保成功受孕。期间，激素的主要作用就是发出警告信号，让女性注意调节身体及心理状态，避免身体处于过度疲惫的状态。

◆ 应对方法

① 正视自己的情绪

② 为生活增添点香气

③ 通过刷牙让头脑更清醒

◆ 要点

在提不起精神、没有干劲时，千万不要强迫自己"必须努力"。当然，作为成年人，肯定会不可避免地遇到一些不得不做的事。在这种情况下，用适合自己的调节方法，恢复并提升自己的干劲。

正视自己的情绪

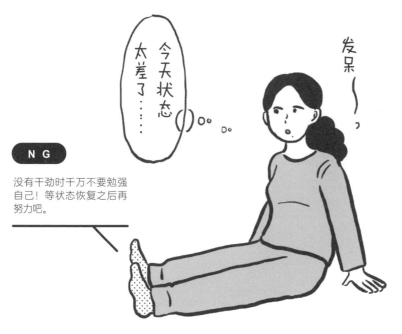

今天状态太差了……

发呆～

NG

没有干劲时千万不要勉强自己！等状态恢复之后再努力吧。

认真对待身体发出的信号，想休息就好好休息吧

　　月经临近时特别容易感到乏力疲惫。这主要是由于雌性激素进入了"防守模式"，为了让身体得到更好的保护，从而做好妊娠的准备。

　　这时，我们要做的就是顺应身体发出的信号，好好休息，不要勉强自己过多地活动身体。

　　在此期间可能会出现让我们自己都感到无比厌烦的情况，比如平时迅速就能办好的事情总会拖拖拉拉。其实，完全没有必要为此感到懊恼，等状态好转之后，再努力补回来就好了。想开一点，想发呆就发呆，好好地放松一下身体吧。

为生活增添点香气

柠檬精油

清爽鲜明的香气，有助于提高专注力和记忆力。

葡萄柚精油

清新水灵的香气，有助于缓解不安和紧张情绪，让内心充满阳光。

佛手柑精油

甘甜清爽的香气，有助于消除压力、缓解不安的情绪。

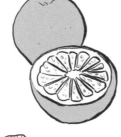

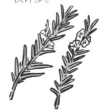

薄荷精油

清凉的气味能够有效刺激交感神经，让身心都畅快许多。

迷迭香精油

具有清凉感的香草气息，可以给心灵带来慰藉，让人变得更加乐观积极。

利用各种香气调整状态，找回好心情

在提不起精神、没有干劲的时候，最好不要勉强自己去做一些事情，我们要做的就是好好休息及时调整自己的状态。话虽如此，但作为成年人难免会遇到一些不得不坚持努力的情况。这时不妨借助芳香精油的力量，帮助交感神经获得主导地位。

强烈推荐使用具有清爽香气的薄荷精油或者柑橘系精油。可以在随身携带的小方巾或者手帕上滴几滴精油，这样外出的时候也能一直闻到香气。如果在室内，可以在装有热水的杯子里，或者在加湿器里滴几滴精油，让香气扩散到房间的各个角落。

③ 通过刷牙让头脑更清醒

GOOD

用薄荷味的牙膏刷牙，可以帮助我们立刻精神起来。

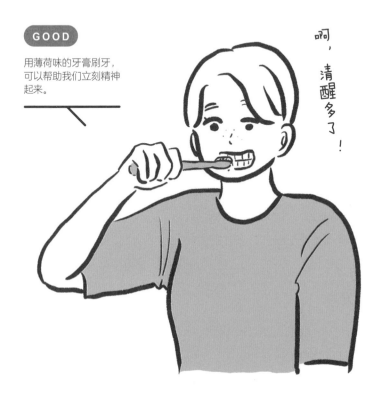

啊，清醒多了！

关键在于让交感神经发挥主导作用

没有干劲意味着副交感神经（即负责修养的神经）处在主导地位。如果想让自己打起精神，那就需要想办法让交感神经（负责活跃的神经）取代副交感神经占据主导地位。

"刷牙"能迅速激活交感神经。薄荷味的牙膏能让人更快速地恢复神清气爽的状态。

需要注意的是避免临睡前刷牙，因为这会导致交感神经处于过度兴奋的状态。想要晚上睡得香，那就在吃完晚饭后立刻刷牙吧。

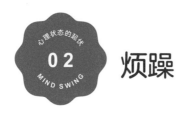

心理状态的起伏

02

MIND SWING

烦躁

◆ 原因

来月经前，雌性激素的分泌量会发生剧烈变化，导致女性的心理状态在此期间出现剧烈波动。女性在这个时期容易烦躁不安，主要是由雌激素的分泌量以及能够提升幸福感的血清素分泌量大幅下降引起的。

◆ 应对方法

① 补充血清素，抑制烦躁感

② 彻底放空

③ 偶尔"暴饮暴食"，提升幸福感

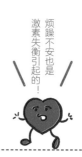

烦躁不安也是
激素失衡引起的！

◆ 要点

女性在月经来临前会变得特别敏感，甚至会为了一件平时根本不会介意的小事情绪失控、大喊大叫。即使出现这种情况我们也不必太自责。我们要做的就是明白这是"体内激素在搞鬼"，然后采取一些有效的应对方法。

① 补充血清素，抑制烦躁感

烦躁

有助于增加血清素的食物

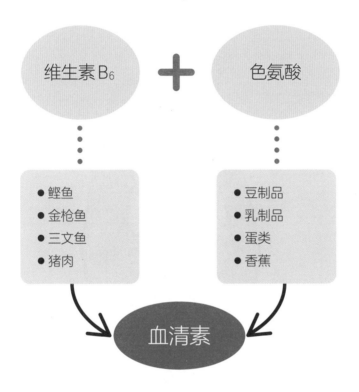

维生素B₆ ➕ 色氨酸

- 鲣鱼
- 金枪鱼
- 三文鱼
- 猪肉

- 豆制品
- 乳制品
- 蛋类
- 香蕉

血清素

"快乐激素"的分泌量会在月经前减少

雌性激素中的雌激素具有促进血清素分泌的功能。血清素又被称为"快乐激素"，它有助于缓解焦虑、放松心情。

来月经前雌激素的分泌量急剧下降，导致女性体内的血清素含量也随之大幅减少，于是人就容易感到烦躁不安。

多食用富含色氨酸与维生素B₆的食物，有助于增加血清素，比如用豆浆和香蕉打成的奶昔、金枪鱼豆腐沙拉以及奶酪炸猪排等。

应对方法
② 彻底放空

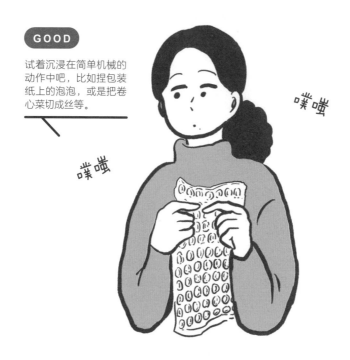

GOOD

试着沉浸在简单机械的动作中吧，比如捏包装纸上的泡泡，或是把卷心菜切成丝等。

噼噼

噼噼

沉浸于特定事物中，有助于驱除烦躁感

当你看什么都不顺眼时，最好的办法就是把自己的注意力转移到某件特定的事情上，及时疏导烦躁的情绪。当然，并不是随便什么事情都适合转移注意力。比如，摔盘子事后还得收拾，大喊大叫会给家人或者邻居造成不必要的困扰。

这时，不妨试一试情绪管理的小妙招吧。排除杂念专心致志地做一件事情，烦躁感就会自然而然地消退。比如专注地捏包装纸上的泡泡，或者全神贯注地切菜等简单机械的动作，都有不错的效果。

③ 偶尔"暴饮暴食"，提升幸福感

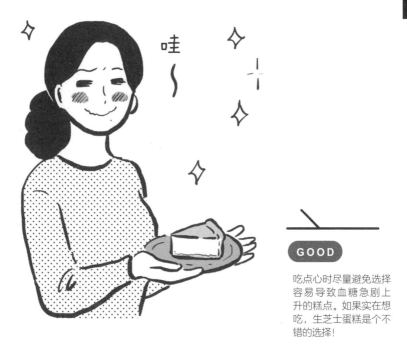

哇～

GOOD

吃点心时尽量避免选择容易导致血糖急剧上升的糕点。如果实在想吃，生芝士蛋糕是个不错的选择！

精致的食物让内心更有满足感

人感到烦躁时喜欢暴饮暴食，这是因为精神上的疲惫容易导致大脑的葡萄糖供应不足。出现这种情况时不用过度克制自己，吃一点自己爱吃的东西让大脑恢复活力才是上策。等到月经结束后，食欲自然会下降，之前多吃的部分就能抵消掉。

当然，也不能无节制地想吃什么就吃什么，否则容易得不偿失。重要的是通过食物的品质而不是量来满足自己。现在便利店、蛋糕房售卖的甜品也越来越多，挑选一些比较优质的食物放心享用吧。

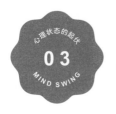
心理状态的起伏

03

MIND SWING

心情变幻无常

◆ 原因

　　雌性激素的分泌量会在约1个月的周期内出现较大的波动。受其影响，女性的情绪也会出现比较明显的变化。尤其是排卵后至月经前的这段时间，雌性激素的分泌量会出现急剧变化，心情也随之变化无常。

◆ 应对方法

　　① 舍弃多余的物品
　　② 通过拉伸运动调节自主神经

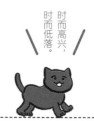
时而高兴，时而低落。

◆ 要点

　　女性的情绪会受到体内激素分泌波动的影响，因此很多女性都会遇到情绪不稳定的问题。据说女性在情绪波动时，更容易分辨身边哪些东西是多余无用的。及时摆脱或远离那些容易刺激自己神经的人或事，多多关注自己内心的感受。

舍弃多余的物品

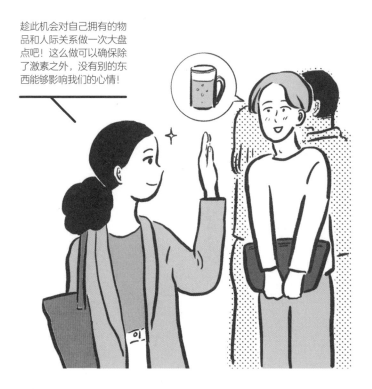

试着清理掉所有会影响心情的要素

乱糟糟的房间、让人心绪不定的社交软件、勉强参与的社交活动……这些是否都是你的压力来源呢?

光是体内激素的变化就足以让我们的情绪发生巨大的起伏变化了。因此,更有必要保持简洁清爽的周边环境,这样才能帮助我们更好地保持良好的精神状态。除了那些能让我们感到舒心、自在的东西,其他多余的东西统统清理掉吧。

当然,没有必要一下子把所有不需要的东西都扔掉,列一下优先顺序,然后一件一件逐步清理。

② 通过拉伸运动调节自主神经

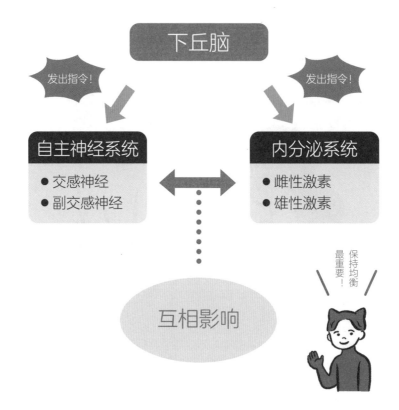

调节自主神经系统有助于雌性激素的正常分泌

　　情绪变化无常很可能是自主神经系统失衡引起的。自主神经系统与雌性激素分泌系统共用一个总指挥中心，二者之间相互影响、紧密相连。换句话说，自主神经系统调节好了，雌性激素的分泌也就正常了。

　　在正常情况下，白天交感神经比较活跃，而夜间则由副交感神经占据主导地位。建议睡前做一做拉伸运动，这样能够让副交感神经更加活跃，有利于获得更优质的睡眠。

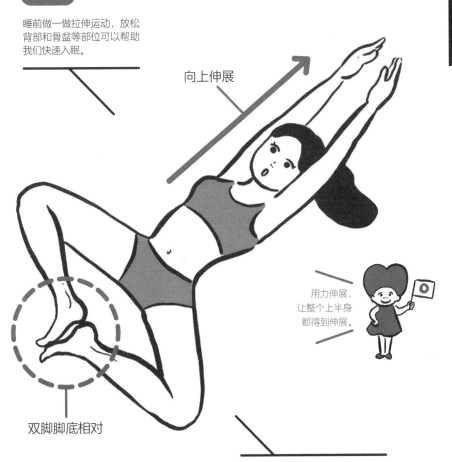

GOOD

睡前做一做拉伸运动，放松背部和骨盆等部位可以帮助我们快速入眠。

向上伸展

用力伸展，
让整个上半身
都得到伸展。

双脚脚底相对

仰面躺在地板或床上，让脚底相对，使骨盆尽量张开。双臂朝头部方向拉伸，并在觉得舒服的状态下深呼吸。拉伸时间的长短，可以根据自己的舒适程度来定。

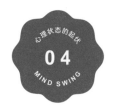

消沉（自我厌恶）

◆ 原因

排卵后至月经来临前的这段时间，雌性激素的分泌会出现巨大波动。受其影响，女性的情绪也会经历较大的起伏，很容易因为一些琐碎的小事时而情绪激动，时而对自己产生厌恶之感，变得低落、消沉。

◆ 应对方法

① 及时逃离让你感到不舒服的场所

② 了解自己容易消沉的时间和周期

③ 用美味的食物让自己开心起来

◆ 要点

如果实在无法调节自己的情绪并对自己感到厌恶，那就只能静静地等待这一阶段过去，或者采取一些回避措施。如果症状比较严重，最好及时到医院做一下检查。

应对方法

及时逃离让你感到不舒服的场所

GOOD

可以跑到公园或便利店透透气。试着在家周围或者公司附近找一个能让自己感到放松的地方吧。

NG

不要困在令自己烦躁的状态中！在情绪爆发前及时逃离吧。

消沉（自我厌恶）

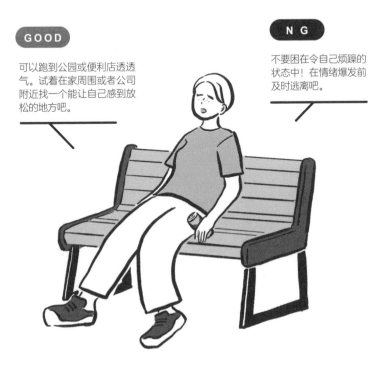

在情绪失控前及时逃离

月经来临前，我们常常处于烦躁的情绪状态中，在人际交往中也特别容易与人产生冲突。甚至平时根本不会在意的一些事情，也会感到心烦意乱或者看不顺眼。

在这种情况下，最有效的做法就是及时远离那些容易让你陷入这种不良情绪的事或物。如果办公室让你感到压抑，那就暂时出去透透气吧。如果亲人朋友的言行让你感到厌烦，那就不要勉强自己与他们见面。总之，待在能让自己感到舒服的环境里。只要做到不在别人面前情绪失控，就能避免产生自我厌恶的情绪。

2 了解自己容易消沉的时间和周期

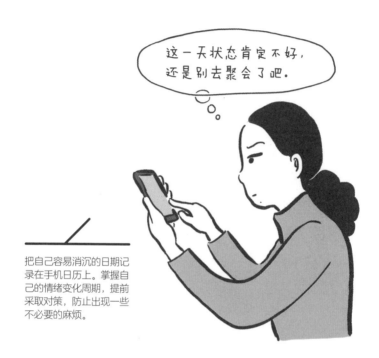

这一天状态肯定不好，还是别去聚会了吧。

把自己容易消沉的日期记录在手机日历上。掌握自己的情绪变化周期，提前采取对策，防止出现一些不必要的麻烦。

情绪周期是可预测的，有所准备就不必担心

　　排卵后至月经来临前的这段时间，有的人会变得比平时更加烦躁，而有的人即使没有发生什么特别的事情，也总是会回想起一些自己平时表现不太好的地方或日常琐事，甚至怀疑起自己存在的价值，陷入无止境的自我怀疑之中。

　　弄清自己容易消沉的时间和周期，即掌握自己的月经周期，可以帮助我们提前采取对策，及时切断负面情绪的连锁反应。最好的方法是通过测量基础体温来判断，不过，先在日历上标记自己容易消沉的日期吧。

|应对方法|
③ ## 用美味的食物让自己开心起来

富含维生素B$_6$的食物

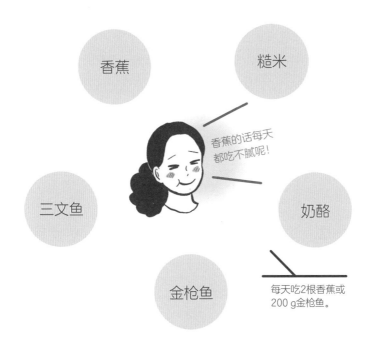

香蕉

糙米

三文鱼

奶酪

金枪鱼

香蕉的话每天
都吃不腻呢！

每天吃2根香蕉或
200 g金枪鱼。

摄入充足的维生素B$_6$可以有效预防情绪低落

　　来月经前雌激素的分泌量大幅减少，同时，有助于放松身心的血清素的分泌量也会下降。有意识地补充一些富含维生素B$_6$的食物，以促进血清素的合成，防止情绪出现剧烈波动。

　　富含维生素B$_6$的食物有香蕉、金枪鱼、三文鱼和糙米等。其中，香蕉同时含有合成血清素所不可缺少的维生素B$_6$和色氨酸，建议大家平时不妨多吃一些香蕉。

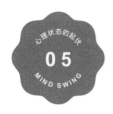

心理状态的起伏
05
MIND SWING

格外敏感

◆ 原因

　　排卵后至来月经前的这段时间属于情绪易激动的时期。在此期间，原本神经敏感、性格比较急躁的人会比平时更加敏感，甚至会因为一些芝麻小事而大动肝火。

◆ 应对方法

　　① 把"算了吧"当作口头禅
　　② 利用大豆异黄酮调节精神状态

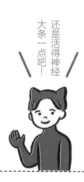

还是活得神经
大条一点吧！

◆ 要点

　　在此期间不仅情绪容易出问题，还会出现吞咽困难、胸闷等不适症状。如果大动肝火搞得自己头昏眼花或者因为胡思乱想而失眠等，身体上也会出现十分明显的不适症状。因此，要做好身体和心理上的双重呵护。

① 把"算了吧"当作口头禅

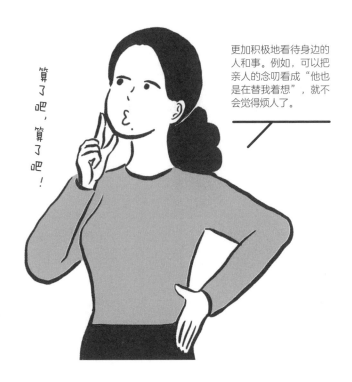

算了吧，算了吧！

更加积极地看待身边的人和事。例如，可以把亲人的念叨看成"他也是在替我着想"，就不会觉得烦人了。

更加积极地看待事物，有时可以神经大条一点

　　当雌性激素分泌量剧烈波动时，大部分女性往往会失去往日的优雅淡定，很容易因为一些琐碎的小事爆发负面情绪。尤其是那些原本性格就比较偏执、比较注重细节的女性，更是容易"一点就着"。这类人在排卵后到月经来临前的这段时间更要注意自己的情绪。

　　当发现自己在意的事情太多时，试着做一下深呼吸，然后爽快地说一句"算了吧"，先让自己冷静下来，以积极的心态看待当时的情况，就能避免不必要的冲突。

2 利用大豆异黄酮调节精神状态

大豆异黄酮的作用

1

稳定情绪

在雌激素分泌锐减的时期适当补充大豆异黄酮，可以有效缓解情绪波动！

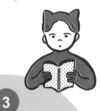

大豆异黄酮又被称作"植物性雌激素"，其构造与雌激素十分相似！

2

降低胆固醇

大豆异黄酮可以帮助人体降低低密度脂蛋白胆固醇，预防生活方式病。

3

增强皮肤弹性

促进具有美容效果的胶原蛋白的合成，提升皮肤弹性。还可以有效淡化皱纹！

大豆异黄酮具有安神的作用

豆制品中富含的"大豆异黄酮"，其分子结构与雌激素十分相似。女性体内的雌激素受体几乎无法分辨二者的区别，使得大豆异黄酮能够像雌激素一样发挥作用。

虽然大豆异黄酮发挥的功效大概只有雌激素的四百分之一，但在雌激素急剧下降的月经前及月经期还是能够起到不错的效果。在月经前及月经期多吃一些豆制品吧。豆腐、黄豆粉、豆浆、油豆皮等都是不错的选择。

富含大豆异黄酮的食物

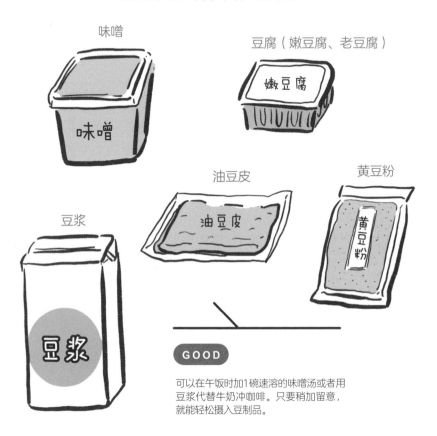

味噌

豆腐（嫩豆腐、老豆腐）

嫩豆腐

油豆皮

黄豆粉

黄豆粉

豆浆

GOOD

可以在午饭时加1碗速溶的味噌汤或者用豆浆代替牛奶冲咖啡。只要稍加留意，就能轻松摄入豆制品。

MINI COLUMN

大豆异黄酮不宜大量摄取？

在正常的三餐饮食中吃一些豆制品完全没有问题，但不建议通过保健品的方式摄取大量的大豆异黄酮。因为激素的受体是有限的，摄入过多容易引起不同的激素互相争夺受体。尤其是在月经结束后雌激素分泌旺盛的时期，要注意控制大豆异黄酮的摄入量。

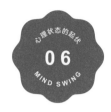

心理状态的起伏
06
MIND SWING

喜欢逃避

◆ 原因

排卵后到月经来临前，有些女性会变得非常消极，恨不得逃离眼前所有的人和事。这是因为这个时期雌激素的分泌大幅下降，同时，有助于提升干劲的血清素也会明显减少。

◆ 应对方法

学会拒绝别人的邀请

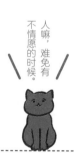

人嘛，难免有不情愿的时候。

◆ 要点

血清素的减少会让人变得慵懒，不愿意出门见人或变得不合群，抗压能力也会变弱。每个人的表现各不相同。想要逃避的时候就逃避吧，没什么大不了的。

学会拒绝别人的邀请

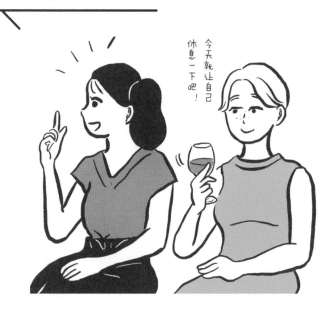

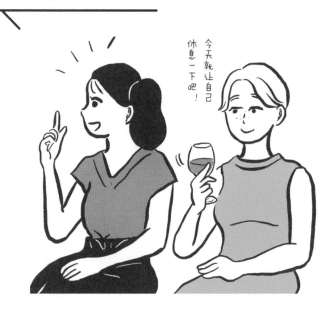

GOOD

对于那些事关信用而不得不参加的聚会，就在心里告诉自己最多忍耐2小时就结束了。回家后再犒劳一下自己吧！

喜欢逃避

今天就让自己休息一下吧！

根据自己的情绪周期安排行程

突然就对什么事情都感到无比厌烦，于是临时取消了聚餐……在雌性激素波动时期，很多女性都会做出类似的举动。

如果只是好友间的聚会，那就没有必要勉强自己，遵从自己内心的决定就好。但如果是公司层面的商务活动或者庆功会之类，随便爽约容易让自己的信誉度受损，建议认真考虑，不要任性妄为。

因此，在安排一些重要的行程时，最好先对照一下自己的情绪周期表，确定"日子合适"后再给出答复。

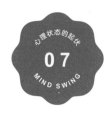

心理状态的起伏

07

MIND SWING

容易落泪

◆ 原因

　　月经来临前，受到雌性激素波动的影响，自主神经系统也容易出现紊乱，从而导致情绪"刹车失灵"。有些女性会因为一些很小的事情内心受到冲击，甚至会在人前落泪或情绪崩溃。

◆ 应对方法

　　想哭就痛快地哭一场

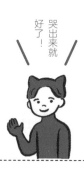

◆ 要点

　　平常越直率的人越容易受到雌性激素波动的影响，在来月经前也越容易出现情绪波动。明明没发生什么大事，却一不小心就流起泪来。这种情况下不用刻意克制自己，一个人躲起来尽情地哭出来吧，哭到不想再哭为止。

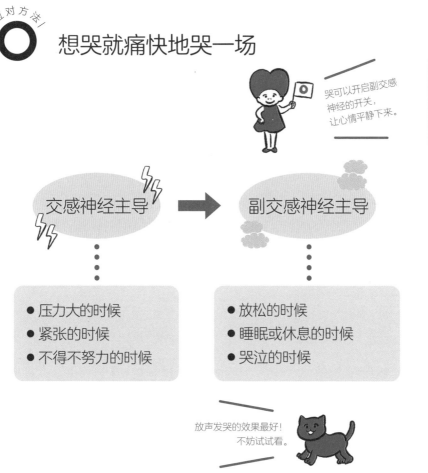

应对方法

想哭就痛快地哭一场

哭可以开启副交感神经的开关，让心情平静下来。

容易落泪

交感神经主导 ➡ 副交感神经主导

- 压力大的时候
- 紧张的时候
- 不得不努力的时候

- 放松的时候
- 睡眠或休息的时候
- 哭泣的时候

放声发哭的效果最好！不妨试试看。

尽情哭泣有助于情绪排毒

工作上出了一点差错就哭哭啼啼，看到夕阳太美不禁落泪，最近实在是太脆弱了……每当有这种感受的时候，才发现原来是快要来月经了！没错，正是雌性激素的波动让我们变得如此多愁善感。

遇到这种情况时千万不要克制自己，找个地方尽情地哭一场吧。实际上，"哭"这种行为可以打开副交感神经的开关，让它上升到主导地位。因此，痛痛快快地哭出来，反而可以让因压力处于紧张状态的身心得到有效放松（副交感神经处于主导地位）。

心理状态的起伏

08

MIND SWING

不容易心动

◆ 原因

　　排卵后至月经来临前的这段时间，孕激素的分泌量增加，使得女性对异性的兴趣降低。别说期待恋爱关系了，有的人甚至会对自己平时的爱好也失去兴趣。

◆ 应对方法

　　穿上色彩明亮的衣服

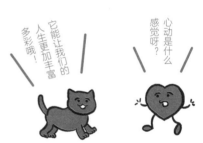

它能让我们的人生更加丰富多彩哦！

心动是什么感觉呀？

◆ 要点

　　相反，女性在排卵前容易对异性心动。有时也会受冲动驱使，本能地想要"吸引异性"。

应对方法

穿上色彩明亮的衣服

不容易心动

GOOD

粉色具有令人感到满足、
幸福的视觉效果，让人看
起来很温柔。

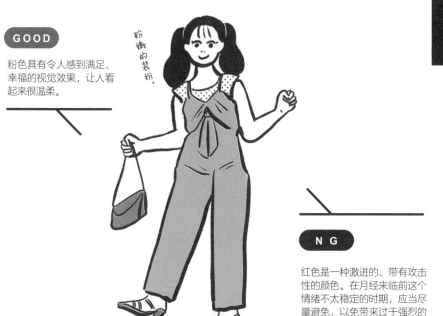

粉嫩的装扮

NG

红色是一种激进的、带有攻击
性的颜色。在月经来临前这个
情绪不太稳定的时期，应当尽
量避免，以免带来过于强烈的
刺激。

借助色彩的力量从外表转换心情

健康的生活应该包含三大要素：饮食、运动和心动的感觉。
心动即因喜悦或期待而雀跃不已的状态，据说有助于增强免疫力
以及提高自我修复的能力。

由于雌性激素的周期性波动，女性在一段时间内对任何事情都
提不起兴趣，包括暂时失去了对异性心动的感觉。这种情况大多出
现在来月经前。

对任何事物都提不起兴趣时，穿上色彩明亮的衣服，试着打
起精神吧。粉色不仅有助于拉近人与人之间的距离，还能让对方
感到幸福，赶紧试一试吧！

心理状态的起伏
09
MIND SWING

感受不到满足

◆ 原因

越是不容易感受到满足，对什么事情都充满负面情绪的女性，对雌性激素的波动也就越敏感。在月经来临前这个情绪起伏大的时期，总是容易情绪低落，看什么都觉得不顺眼、不满意。

◆ 应对方法

关注自己拥有的东西，而不是没有的东西

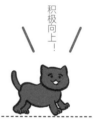

积极向上！

◆ 要点

看见杯子的水是八分满时，有的人会抱怨"怎么没给我装满水呢"，而有的人则会感恩"给我装了这么多水"。感受不到满足的人更容易陷入前者这种负面思维方式。其实，只要改变一下看问题的角度，不幸也有可能会变成幸福。

|应对方法|

关注自己拥有的东西，而不是没有的东西

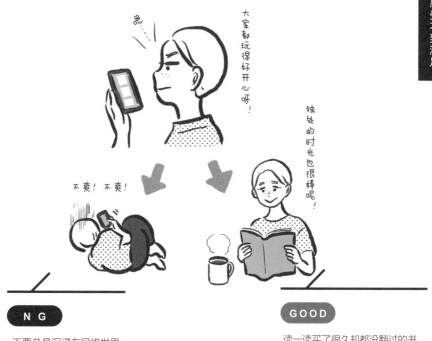

感受不到满足

大家都玩得好开心呀！

独处的时光也很棒呢！

嗯……

不爽！不爽！

NG

不要总是沉浸在网络世界里，羡慕别人拥有的事物或者受外在事物的影响。

GOOD

读一读买了很久却都没翻过的书，就会发现原来能让自己内心感到充实的事物就在身边。

别被不满牵着鼻子走，知足常乐

月经来临前容易情绪不稳定的人都有一个通病，那就是总关注自己没有的或者失去的东西。

中国古代的哲学家老子曾说过："知足者富。"这句话的意思是知足的人内心才会感到富足，即我们通常所说的知足常乐。禅学中也有这样的教诲："活着就是得。"

在体内激素变化剧烈的时期，要做到这一点确实有点难度。时时提醒自己转变对事物的看法，用更加积极乐观的心态度过这一时期吧！

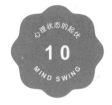
心理状态的起伏

10

MIND SWING

性生活不和谐、性冷淡

◆ 原因

在月经来临前的这段时间，女性的身体原本应当进入受孕并维持妊娠的状态。在雌性激素的作用下，女性的身心都会切换成"妈妈模式"，自然就对创造新生命的行为失去了兴趣，于是就进入了性冷淡时期。

◆ 应对方法

① 调节与情绪有关的激素

② 月经来临前减少性生活次数

③ 及时释放紧张情绪

◆ 要点

雌激素分泌量的下降会导致黏膜的湿润度降低，使阴道更容易受伤，因此这种状态下的性生活会让女性感到不舒服。不仅在月经来临前以及月经期雌激素的分泌量会减少，长时间压力过大或处于紧张的状态中也会导致其分泌量减少。

调节与情绪有关的激素

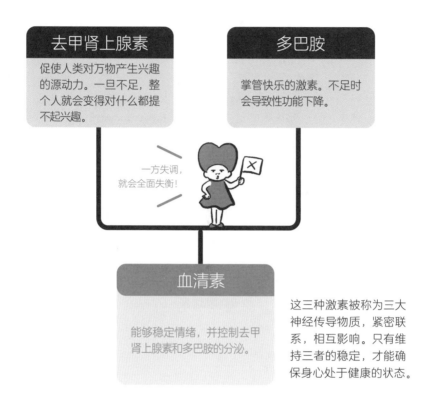

去甲肾上腺素
促使人类对万物产生兴趣的源动力。一旦不足，整个人就会变得对什么都提不起兴趣。

多巴胺
掌管快乐的激素。不足时会导致性功能下降。

一方失调，就会全面失衡！

血清素
能够稳定情绪，并控制去甲肾上腺素和多巴胺的分泌。

这三种激素被称为三大神经传导物质，紧密联系，相互影响。只有维持三者的稳定，才能确保身心处于健康的状态。

通过调节体内激素提高性欲

　　如果你也过着毫无生气的性冷淡生活，不妨尝试补充一些有助于"创造美丽心情"的三大激素——多巴胺（快乐）、血清素（疗愈）以及去甲肾上腺素（兴奋）吧。

　　人体合成这三种激素所需的主要原料有蛋白质（肉类、鱼类、蛋类）、维生素B$_6$（三文鱼、金枪鱼、香蕉）、铁元素（动物肝脏、鲣鱼干、菠菜）等，大家可以在饮食中增加摄取。同时，适当运动也有助于促进这三种激素的分泌。赶紧行动起来吧！

月经来临前减少性生活次数

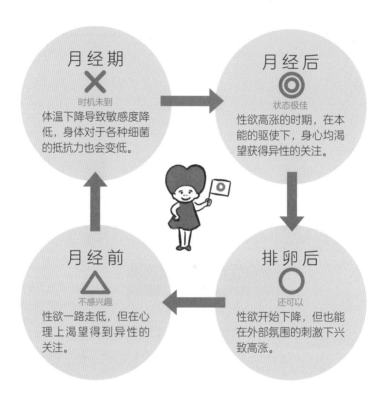

月经期
×
时机未到
体温下降导致敏感度降低，身体对于各种细菌的抵抗力也会变低。

月经后
◎
状态极佳
性欲高涨的时期，在本能的驱使下，身心均渴望获得异性的关注。

月经前
△
不感兴趣
性欲一路走低，但在心理上渴望得到异性的关注。

排卵后
○
还可以
性欲开始下降，但也能在外部氛围的刺激下兴致高涨。

月经来临前身心都会对性生活变得消极

女性的性欲同样会随着激素分泌的波动而呈现周期性的变化。

性欲下降多发生在来月经前以及月经期这段时间，身体出于本能自动减少雌激素的分泌量并排斥异性。

雌激素还具有润滑黏膜以及提高抵抗力的作用。来月经前由于雌激素分泌量减少，阴道黏膜润滑度下降，导致女性在性生活过程中容易出现疼痛感，甚至还有可能引发私处感染。

因此，一定要让伴侣也了解我们的激素变化周期，这十分重要。

应对方法

③　及时释放紧张情绪

GOOD

肌肤的亲密接触有助于放松身心！

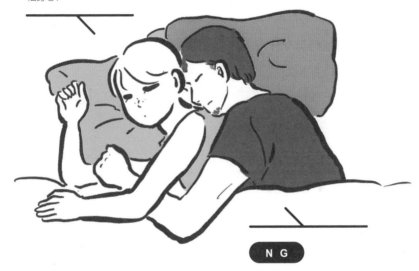

NG

压力过大容易造成免疫力下降，因此不要勉强自己。

不要给身心施加过大压力

受雌性激素波动的影响，女性在月经周期内的情绪也会起伏不定，有时欢欣雀跃，有时又哭哭啼啼。同样，性欲也摇摆不定，有时兴致很高，有时毫无兴趣。一定要让伴侣知道这其实也是激素在背后捣的鬼。如果出于担心"一旦拒绝就会被对方讨厌"而强迫自己配合，性生活就会变成一件非常痛苦的事情。

女性还会因为疲倦、压力大或者精神紧张等因素出现性欲下降的情况。如果伴侣无法很好地理解这些并给予恰当的关怀，两人的性生活就会出现不和谐，更无法通过性爱去感受彼此间的爱。

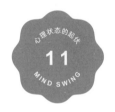

心理状态的起伏

11

MIND SWING

无法专注

◆ 原因

自主神经与专注力、判断力也息息相关。在月经来临前，自主神经系统容易出现紊乱，从而导致注意力不集中。雌性激素的分泌与自主神经系统受同一个总指挥中心的控制，任何一方出现紊乱，另一方就会不可避免地受到影响。

◆ 应对方法

① 利用芳香精油提升专注力
② 远离功能性饮料
③ 喝花草茶放松身心

◆ 要点

买了一堆昂贵却用不上的东西，突然向男朋友提出分手……在月经来临前，女性的内心总是充满各种烦躁感，容易做出不同于平常的行为。因此，这个时期还是尽量把需要集中注意力的工作或者重要的项目往后推一推吧。等到内心足够稳定的时候，再去推进。

① 利用芳香精油提升专注力

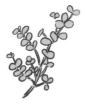

尤加利精油

尤加利精油锐利的
香气能让头脑变得
更加清醒，有效提
升专注力。

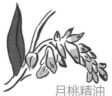

丝柏精油

丝柏精油具有清新的实木
香味。能够帮助转换心情，
提升专注力。

月桃精油

这款精油甘甜柔和又
略带刺激性的香气，
可以对大脑形成有效
刺激。

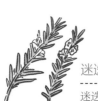

迷迭香精油

迷迭香精油带有十足
的清凉感。它能够促
进大脑血液循环，提
升专注力。

柠檬精油

柠檬精油清新的香气
可以让心情豁然开朗，
头脑也更加清醒灵活。

清爽的香气有助于提升专注力

月经临近时，女性容易出现身体上的倦怠感，专注力也会下降。在此期间可以使用一些不会对身体造成负担，又能帮助我们恢复精力的植物精油。

让人感觉神清气爽的柑橘系精油、有效刺激大脑让人更加清醒的辛香类精油、让人仿佛置身于大森林里的木质精油等，都有助于提升专注力。

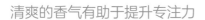

随身携带添加了清凉香气或精油成分的护手霜或唇膏，或是在手账本或笔记本上滴几滴自己喜欢的精油，这样外出时也能借由香气转换心情，让自己更放松。

② 远离功能性饮料

功能性饮料的缺点

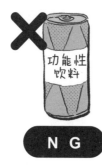

- 影响铁元素等矿物质的吸收，容易导致贫血
- 具有利尿作用，容易导致身体发冷
- 大量的咖啡因对交感神经造成持续性刺激，容易导致自主神经系统紊乱

MINI COLUMN

保健品与功能性饮料的区别

保健品通常带有"非药品"的标识，会明确标明具有哪些强身健体的功效。而功能性饮料只是"饮料"，一不小心就容易摄入过量咖啡因。

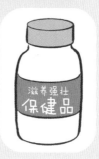

要特别小心功能性饮料中的咖啡因

很多人都喜欢用功能性饮料来提神。实际上，这种提前预支精力的做法，往往会在事后给身体造成不良的影响。这主要是因为身体在咖啡因的刺激下容易一直处于过度疲劳的状态。

咖啡因还具有妨碍身体吸收铁元素等矿物质、带走身体热量等一系列对女性不太友好的作用。喝多了还会让身体对其产生依赖。因此平时要注意不要过量摄入，爱喝咖啡的女性可以尽量选择一些低咖啡因的品种。

应对方法

3 喝花草茶放松身心

无法专注

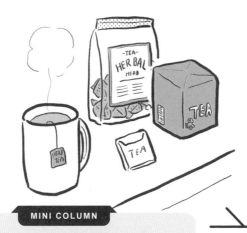

MINI COLUMN

牡荆有助于缓解经前期综合征?

　　在一些欧美国家,人们认为牡荆具有调节雌性激素分泌的作用,因此将其制作成花草茶来饮用。味道有点苦涩,加一点蜂蜜更好喝。

GOOD

在办公室准备一些花草茶,就可以根据自己的心情和身体状况随意选择和搭配了!

用自己喜欢的味道和香气为大脑驱除疲劳

　　缺乏专注力说明大脑处于疲劳的状态。最有效的办法当然是让身体得到充分的休息。如果条件不允许,那就喝一杯不含咖啡因的花草茶来缓解疲劳吧。

　　选购放松身心的花草茶时,符合自己喜好的味道和香气比功效更重要。只有自己觉得舒心,大脑才能得到更好的休息。

　　花草茶种类繁多,有味道清新爽口的薄荷茶,有像苹果一样甘甜宜人的洋甘菊茶,有口感与红茶近似的路易波士茶,还有略带酸味的扶桑花茶等,都是不错的选择。试着找到符合自己喜好的花草茶吧。

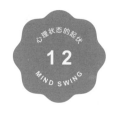
心理状态的起伏
12
MIND SWING

容易冲动

◆ 原因

　　月经来临前受激素波动的影响，女性的情绪会变得起伏不定。在这个时期，女性很容易因为某个偶然的因素就变得十分冲动，甚至丧失最基本的判断能力。当然这只是其中的一种表现，月经来临前的异常反应因人而异。

◆ 应对方法

　　① 深呼吸，让自己冷静下来
　　② 享用美酒

难免会有
这种
时候！

◆ 要点

　　容易冲动的人一定要先弄清楚哪些东西或者事情容易"引爆"自己，即"引爆点"。然后，在月经来临前的这段时间，提醒自己尽量远离这些"引爆点"。只要做到这两点，就能有效地防止自己做出一些冲动的行为。

① 深呼吸，让自己冷静下来

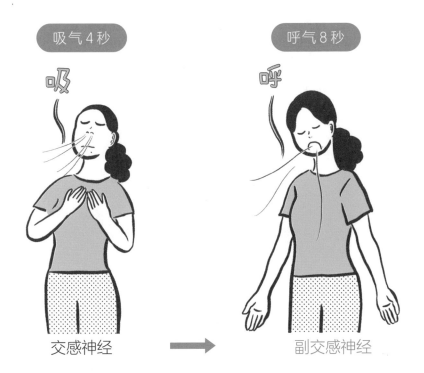

吸气4秒 呼气8秒

吸 呼

交感神经 → 副交感神经

情绪激动时吸气4秒再呼气8秒

因一时冲动在公司或者家中引起不愉快，花很多钱买了不需要的物品……在月经来临前，女性往往容易做出一些类似的举动。

情绪即将爆发时，先停顿一下，做一个大大的深呼吸吧。先吸气4秒钟，然后再用8秒钟左右的时间慢慢呼气，这样可以帮助副交感神经取得主导地位，让内心慢慢平静下来。

这时也可以喝杯水，或是找到一个专属于自己的冷静方法，例如通过做某件事让自己先冷静下来。

2 享用美酒

葡萄酒	烧酒、威士忌
红葡萄酒富含具有抗衰老效果的多酚。中医认为适量的葡萄酒对肝也有益处，还有助于提高抗压能力。	威士忌等蒸馏酒的含糖量为0！烧酒还具有清洁血液的效果。但这些酒的酒精度数比较高，注意避免过量饮用。

清酒	啤酒
富含色氨酸等多种人体无法合成的氨基酸，而这些氨基酸是合成血清素不可或缺的原材料。	具有良好的利尿效果，容易让体温下降，不太适合女性。喝多了还容易长胖！

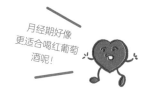

月经期好像更适合喝红葡萄酒呢！

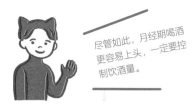

尽管如此，月经期喝酒更容易上头，一定要控制饮酒量。

在避免饮酒过量的前提下享用美酒以转换心情

月经来临前的这段时间，有些人可能会控制不住自己开始暴饮暴食或者疯狂购物。

如果你也有类似倾向，试着找亲近的朋友或者家人一起喝喝酒。摄入适量的酒精可以让副交感神经更加活跃，让心情放松下来。还可以准备一些富含维生素和蛋白质的下酒菜，配合调节自主神经系统并保持更好的精神状态。

但有些人喝酒后容易发酒疯并做出一些冲动的行为，这类人还是远离酒精比较好。

值得推荐的下酒菜

富含维生素的下酒菜

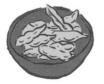

毛豆

清炒牛蒡丝

凉拌菠菜

富含蛋白质的下酒菜

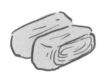
鸡蛋卷

牛肉干

鱼肉肠

火腿片

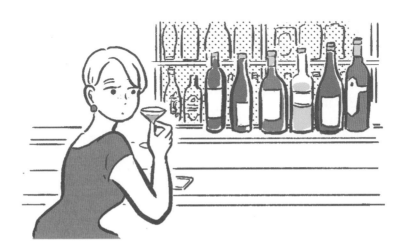

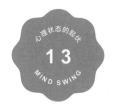

渴望肌肤接触

◆ 原因

　　血清素的减少会让人的内心变得十分不安。有的人会感到特别孤单，渴望有人能够陪伴在自己身边。月经来临前，雌激素的分泌量下降，这个时期尤其容易出现这种情况。

◆ 应对方法

　　① 抚摸毛茸茸的小动物
　　② 做个按摩放松身心
　　③ 在情绪起伏变大前就寝

◆ 要点

　　即使再渴望肌肤之亲或者别人的陪伴也不能随便找个人寻求慰藉。其实，并非只有肌肤之亲才能填补这种情感需求。牢记一点，无论何时都不能丧失理智。

抚摸毛茸茸的小动物

渴望肌肤接触

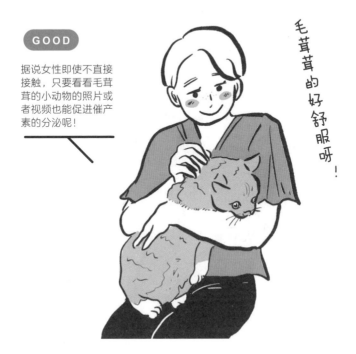

GOOD

据说女性即使不直接接触，只要看看毛茸茸的小动物的照片或者视频也能促进催产素的分泌呢！

毛茸茸的好舒服呀！

借助"幸福激素"的力量拯救孤独感

你是否也有过类似的经历呢？只要抱一抱毛茸茸的小猫或小狗，内心就会充满难以言表的幸福感……

抚摸可爱的小动物或触摸柔软的东西，会刺激女性的大脑分泌一种名为"催产素"的激素。催产素又被称作"幸福激素""爱情激素"，可以帮助女性驱散由孤独感或不安造成的忧郁心情。

如果无法依靠自己的力量开心起来，那就试着去猫咪咖啡馆看看小猫咪，或者抱紧柔软的抱枕吧。

② 做个按摩放松身心

GOOD

月经来临前可以做一做
淋巴按摩，帮助调节自
主神经系统，缓解各种
不适症状。

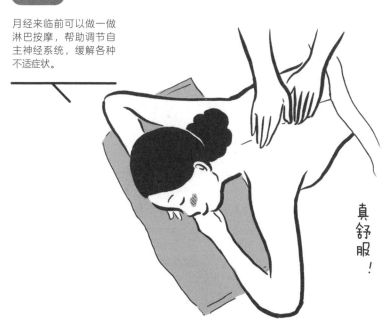

真舒服！

手掌心的温度让身心更放松

在一些理疗过程中，手的确起到了不小的作用。利用手进行
推拿、按摩，有助于加快患处的血液循环从而激发机体的自我修
复能力。由于手掌心的温度接近人体的体温，轻柔的按摩还能帮
助身心放松下来。

内心烦躁不安时去做一做按摩，来一场皮肤抚触吧。手指的
触摸能够对自主神经系统形成有效刺激，再搭配上闻起来令人愉
悦的芳香精油，进而让身心同时得到放松。不过月经来临前的这
段时间皮肤比较敏感，要尽量选择一些刺激性较小的精油。

应对方法

3 在情绪起伏变大前就寝

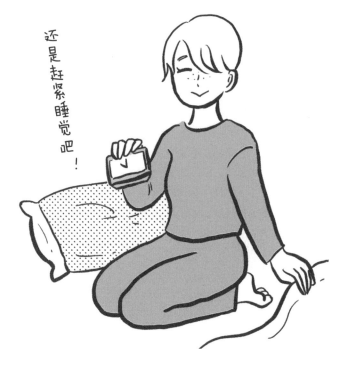

还是赶紧睡觉吧！

在情绪起伏大的月经前借助睡眠消除疲劳

　　在月经来临前，有的人会变得格外孤单并被这些情绪上的巨大波动弄得身心俱疲。遇到这种情况时，不要硬撑，尽早上床休息是上策。

　　人体进入睡眠状态离不开一种名为褪黑素的激素，它的合成离不开血清素，而血清素的原材料是色氨酸。蛋白质含量高的食物中通常也富含色氨酸，建议早餐时喝一杯酸奶。这样身体在白天努力合成大量的血清素，到了晚上就能分泌足量的褪黑素帮助我们香甜地入睡了。

避孕药体验记

LET'S TRY!

想必很多人都对避孕药有不太好的印象。
但实际上避孕药一点都不可怕！
下面就来介绍一位体验者的真实服药体验。

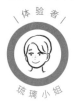

\体验者/

琉璃小姐

我的痛经特别严重，甚至对我的工作以及日常生活造成了严重的影响。无奈之下我去看了妇科。经诊断发现我的痛经是子宫内膜异位症引起的，于是医生给我开了一些短效口服避孕药。服药之后，我的月经发生了惊人的变化，不仅经血量大幅减少，而且几乎感觉不到疼痛了。以前在月经来临前我的小腹就开始疼痛，吃药之后这个症状也神奇地消失了。我都有点后悔没有早一点开始吃短效口服避孕药。

CHECK

所服药物
Yaz Flex

可连续服用120天（期间不来月经）的超低剂量口服避孕药。可以有效缓解子宫内膜异位症引起的痛经以及其他月经相关病症。

服药周期
半年

每晚11点服用1粒。服药期间如果连续3天出血则停服4天。如果期间一直没有出血则连续服用120天后，停药4天再开始新的服用周期。

所需费用
每月约180元人民币（含诊疗费、适用医保）

注意事项

需要在每天固定的时间点服药。有的人可能做不到这一点。如果你是一个比较粗心的人，建议利用服药管理程序或者手机日历的定时功能提醒自己按时吃药！

＊切勿自行服药，请就医后遵医嘱服药。

CHAPTER

3

For lady

常见的妇科困扰

女性妇科方面的烦恼各不相同

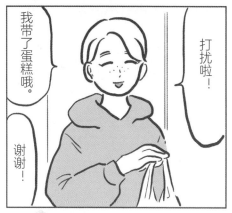

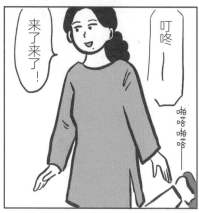

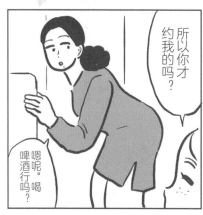

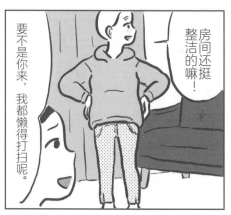

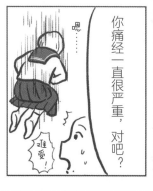

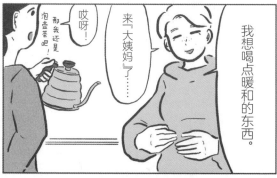

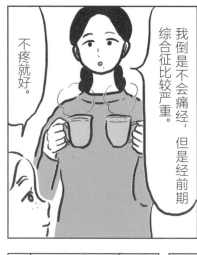

我倒是不会痛经,但是经前期综合征比较严重。

不疼就好。

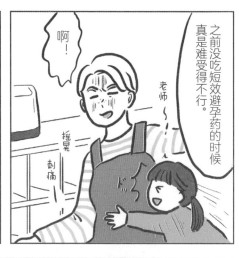

之前没吃短效避孕药的时候真是难受得不行。

老师～

啊!

摇晃

刺痛

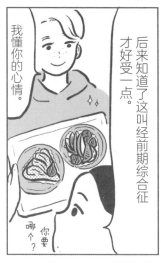

后来知道了这叫经前期综合征才好受一点。

我懂你的心情。

你要哪个?

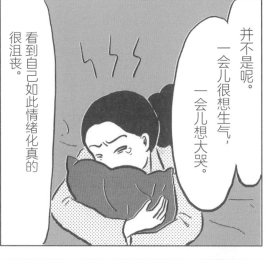

并不是呢。一会儿很想生气,一会儿想大哭。

看到自己如此情绪化真的很沮丧。

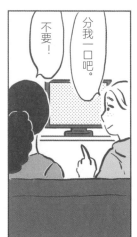

分我一口吧。

不要!

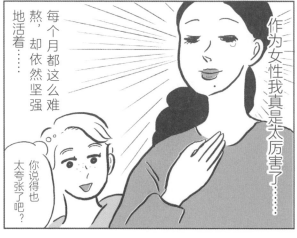

每个月都这么难熬,却依然坚强地活着……

作为女性我真是太厉害了……

你说得也太夸张了吧?

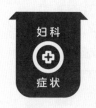

雌性激素与妇科症状到底有什么关系

　　痛经、月经失调、阴道分泌物异常、孕吐、产后综合征、更年期综合征……从进入青春期迎来初潮一直到绝经，女性的身体将受到各种与月经相关的身体不适症状以及疾病的困扰。我们已经知道大部分的身体不适与雌性激素息息相关，那么，雌性激素到底是如何引发这些妇科症状的呢？

　　其中非常重要的一点就是雌性激素中的雌激素分泌量会在月经周期内发生起伏变化。雌激素是维持身心健康不可缺少的一种激素，具有强化骨骼及血管、增加高密度脂蛋白胆固醇（好胆固醇）、保持心情舒畅等重要功能。一旦其分泌量骤降，身心就会随之出现各种不适症状。

　　此外，怀孕、分娩这两个阶段也会给女性的身心带来巨大变化。在此期间，雌性激素的分泌以及自主神经系统的均衡状态遭到破坏，导致女性的身体出现各种各样的不适症状。

了解各种不适症状正是了解自己身体的好契机

　　由激素引起的妇科症状因人而异，有的人症状十分明显，而有的人却感受不到任何不适。

　　症状明显与否虽然跟遗传体质也有一定的关系，但与每个人的性格以及生活习惯之间关系则更加紧密。其实，不适症状比较明显并不完全是坏事。症状明显说明身体对一些不适十分敏感，这样有助于我们及时调整不良的生活习惯，同时也为我们提供了一个深入了解并认真对待自己身体的好机会。

妇科症状

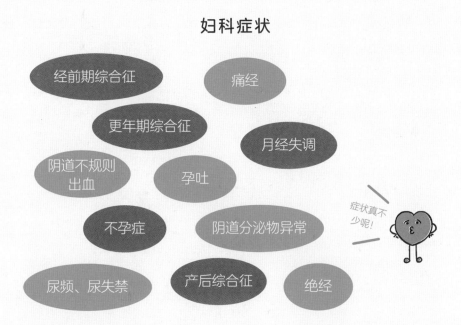

经前期综合征　痛经　更年期综合征　月经失调　阴道不规则出血　孕吐　不孕症　阴道分泌物异常　尿频、尿失禁　产后综合征　绝经

症状真不少呢!

妇科症状
—
0 1

经前期综合征

● 什么是经前期综合征

经前期综合征（Premenstrual Syndrome，简称PMS）即月经来临前3～10天出现的一系列身体和心理上不适症状的总称。常见于20~40岁的女性。

● 原因

一般认为是某些原因造成大脑中的激素或神经传导物质出现异常所致。月经来临前，雌性激素出现巨大波动就是其中的一个重要原因。

● 症状

① 烦躁
② 不安
③ 专注力变差
④ 食欲不振或暴饮暴食
⑤ 强烈的倦怠感
......

经前期综合征出现的时期与类型

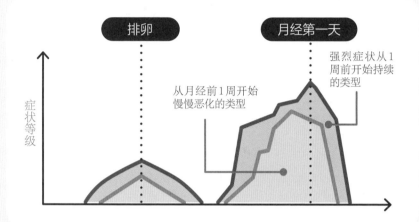

排卵

月经第一天

症状等级

强烈症状从1周前开始持续的类型

从月经前1周开始慢慢恶化的类型

大部分人都是从月经前1周开始出现症状并逐渐加重，月经一来症状就马上消失。只有一小部分人一开始症状就非常严重，一直持续到月经期也没有缓解的迹象。

做好记录以确认自己的类型

日期	/	/	/
● 烦躁	★		
● 头痛		★	
● 腰痛			
● 倦怠			★

至少坚持记录3个月

连续3个月详细地记录症状开始的时间、症状类型和症状消失的时间等。这些记录有助于确认自己的经前期综合征属于哪一种类型。确定自己的类型之后就可以有针对性地采取一些应对措施，例如避免在症状严重的日期安排一些特别重要的行程等。

➡ 可以利用第206页的"月历式身心状态记录表"做记录！

短效口服避孕药是经前期综合征等妇科问题的大救星

 Q 服用避孕药会导致发胖吗？

 A 服用后导致发胖的主要是过去那些含有大量激素的药物。现在市面上的都是低剂量的短效口服避孕药，已经不需要担心服药会引起肥胖。

 Q 有多少女性在服用？

A 以美国为首，全球大概有1亿3千万人在服用短效口服避孕药。日本国内在1999年认可这种疗法，目前约有15万人在服用。

 Q 大概需要多少费用？

 A 不同种类的避孕药费用不同。一板用量（1个月的用量）在160~240元人民币。除此之外还会产生挂号费、检查费等。

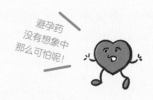

避孕药没有想象中那么可怕呢！

让卵巢得到充分休养可有效避免月经困扰

在日本、中国等一些亚洲国家的人的概念里，避孕药的作用就是避孕。但实际上，短效口服避孕药也广泛应用于减轻妇科问题的症状等。

避孕药含有雌性激素中的雌激素和孕激素，服用后可以在一定程度上阻止大脑向卵巢发出分泌激素的指令。这样，卵巢就会进入休养模式并抑制排卵，从而有效缓解经前期综合征等伴随月经周期出现的一系列不适症状。

服用避孕药让卵巢得到休养，这也是一种避免月经困扰、提高经期及经期前生活质量的有效手段。

不同种类的避孕药

超短效口服避孕药

短效口服避孕药中，雌激素含量特别少的一种。在日本仅作为治疗月经失调的药物使用。

单相片口服避孕药

在减少激素含量的同时维持避孕效果。所有药片都均衡配有两种激素。

三相片口服避孕药

两种雌性激素的含量比例接近于自然分泌的状态，一盒中有三种剂型，需要按照说明书上的顺序服用。

➡ **这三种药的激素含量各不相同**

※ 中国市面上的短效口服避孕药以单相片为主。

21片装

常见单相片口服避孕药为每盒21片，每天服用1片，连续服用21天后停药7天，接着服用下一盒。停药期间主要依靠自我调节。

28片装

这种类型的避孕药一盒有28片，其中包含7片安慰剂。服用完一盒后立刻接着服用下一盒，可以有效防止忘吃药的情况，非常适合初次服用的人。

Synphase T28 Tablets
这种避孕药主要用于避孕。

➡ **基本要求是连续服用3周后停药1周**

● **短效口服避孕药是否会产生副作用？**

要说短效口服避孕药的副作用，当属出现血栓风险。但临床上因为服用短效口服避孕药而引发血栓症的概率非常低，日本每年每1万人中发生3～9例。

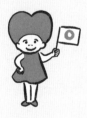

※ 在中国，部分短效口服避孕药适用于普通医保。如有服药需求，请咨询专业医师确定用药种类。

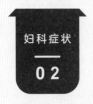

妇科症状
02

痛经

● 引发痛经的原理

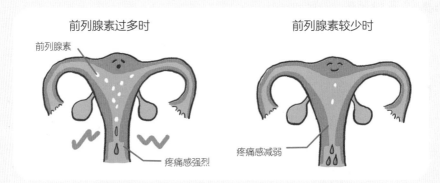

前列腺素过多时

前列腺素

疼痛感强烈

前列腺素较少时

疼痛感减弱

当前列腺素过多时，子宫的平滑肌受到刺激就会强烈收缩甚至痉挛，从而引发下腹坠痛或腰痛等症状。

● 原因

月经期分泌过多刺激子宫收缩的物质——前列腺素时，下腹部就会出现阵痛的症状。此外，受凉或衣物过紧导致血液循环不畅，以及子宫颈过窄导致经血不易排出等因素也会引起痛经。

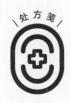

穿宽松衣物，注意保暖，缓解疼痛

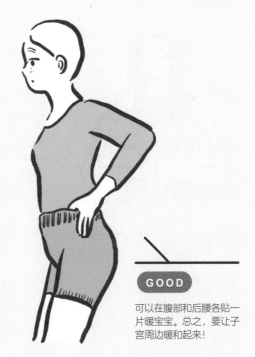

NG

尽量避免穿紧身牛仔裤、紧身裙以及紧身短裤等衣物，容易对身体造成束缚，引发血液循环不畅。

GOOD

可以在腹部和后腰各贴一片暖宝宝。总之，要让子宫周边暖和起来！

身体受凉以及衣物的束缚会加重痛经症状

身体受凉后肌肉会变得僵硬。而子宫是由大量肌肉构成的，受凉后不仅子宫平滑肌无法正常收缩，还容易导致前列腺素滞留在骨盆内，而前列腺素过多正是引起痛经的主要原因。

在月经期，最重要的就是要促进血液循环并做好身体的保暖措施。可以穿上针织裤或者收腹带再贴上暖宝宝，做好全方位的保暖措施，让整个子宫都暖和起来吧。

此外，要注意束身的衣物也容易造成血液循环不畅。月经期要放松腹部，尽量让腹部处于宽松舒适的状态。

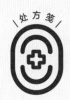

拉伸运动有助于缓解疼痛

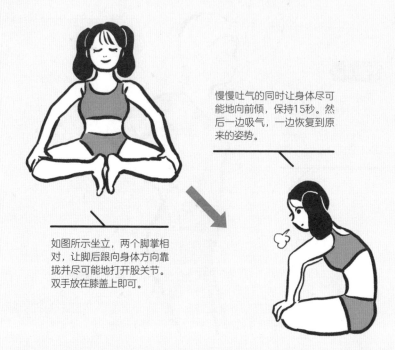

慢慢吐气的同时让身体尽可能地向前倾，保持15秒。然后一边吸气，一边恢复到原来的姿势。

如图所示坐立，两个脚掌相对，让脚后跟向身体方向靠拢并尽可能地打开股关节。双手放在膝盖上即可。

放松骨盆周围的肌肉促进血液循环

身体受凉或者缺乏运动会导致血液淤积在骨盆内，使得前列腺素长时间滞留在体内，进而引发痛经。

建议多做一做骨盆拉伸运动，帮助淤积在骨盆内的血液排出体外，达到排毒的效果。充分放松骨盆周围的肌肉，加快血液循环，同时注意下腹部的保暖。

血液循环加快后可以促进引起疼痛的前列腺素排出体外。早晚各做10次效果更佳。

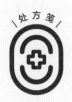

喝生姜红茶由内而外温暖身体

痛经

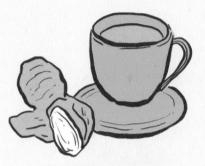

制作方法

1. 先用热水泡一杯红茶。
2. 放入切好的生姜片。
3. 可以根据自己的口味添加适量红糖或蜂蜜。

MINI COLUMN

止痛药要在疼痛加剧前吃

止痛药最好在疼痛加剧前就服用，只要遵守用量和用法，几乎不会对身体造成负面影响。如果等到疼痛十分严重时再吃的话，药效将会大打折扣。女性朋友千万不要选择不吃药强忍疼痛。

借助生姜红茶的温暖驱除寒气和疼痛感

强烈推荐身体容易受凉的女性在经期多喝生姜红茶。它的制作方法十分简单，只要在平时喝的红茶里加一点生姜就完成了，效果出奇地好。

生姜中的姜辣素可以有效促进血液循环，由内而外地让身体彻底暖和起来。

茶叶经彻底发酵后制成的红茶也可以有效地驱寒保暖，帮助身体提升抵抗力。

当痛经让你感到不舒服时，喝一杯生姜红茶休息一下吧，疼痛就会有所缓解。

妇科症状
——
03

月经失调

● 什么是月经失调

正常月经的定义如下：

- 周期24~38天
- 持续出血3~8天
- 经血量20~140 mL

月经周期不满24天或超过38天、持续出血时间过长或过短、出血量过少或过多均属于月经失调。

● 原因

过度减肥、疲劳、生活不规律以及压力过大等因素，均会引起激素分泌失衡或自主神经系统出现紊乱，导致月经失调。此外，子宫、卵巢或者甲状腺方面的疾病也有可能引起月经失调。

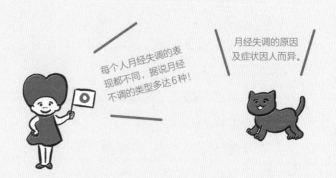

每个人月经失调的表现都不同，据说月经不调的类型多达6种!

月经失调的原因及症状因人而异。

月经失调的 6 种类型

月经过少

月经过少

经血量偏少，每天只需要更换 1 ~ 2 次卫生巾。由于雌性激素的分泌量太少，导致子宫内膜无法增厚，到了月经期出血量很少。

2 天就结束

经期过短

月经在 2 天内就结束了。原因与月经过少一样，由于雌性激素的分泌量太少，导致子宫内膜无法增厚，月经来 1 ~ 2 天就结束了。

迟迟不来

稀发型月经

超过 38 天月经还是迟迟不来的状态。很有可能是过度减肥、饮食不规律或压力过大等因素导致雌性激素分泌失衡而引起的。

经血量多

月经过多

经血量多得异常。日用卫生巾不到 1 小时就必须更换，或是排出猪肝色的血块。多为子宫肌瘤、子宫腺肌病等疾病引起的。

超过 9 天

经期过长

月经持续 9 天以上。长时间持续大量出血，容易引起贫血。也可能是"无排卵性月经"，即没有排卵经血却淋漓不净。

刚走又来

频发型月经

离上次月经首日不到 24 天就来下一次月经。多发生于激素分泌还不稳定的青春期。月经频发，容易导致贫血等症状。

➡ 连续 2 个月出现上述症状就说明身体存在某些异常，一定要及时前往妇科就诊。

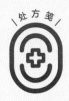

利用中药调理身体

妇科常用中药

当归芍药散

促进血液循环、驱寒保暖并帮助排出体内多余水分，有效缓解恶寒、水肿、贫血以及眩晕等症状。当归有助于提高身体的免疫力，而芍药可以帮助扩张末梢血管，有效改善末梢循环。

加味逍遥丸

有效舒缓神经，适合因压力过大身心俱疲时服用。可以为身体注入能量，有效缓解身心紧张。对治疗恶寒、头昏脑涨、心悸、失眠、头痛以及肩膀酸痛等效果明显。

桂枝茯苓丸

适合月经期出现小腹疼痛症状的人群。不仅可以促进血液循环，加快经血排出，还可以有效改善眩晕、肩膀酸痛、头痛、头昏脑涨等症状。适合体力较好的人群服用。

借助自然的力量强健体魄

中医倾向于通过提高机体的自愈能力来缓解各种不适症状，因此，中医和中药非常适合那些不想给身体增加过多负担的人群。

中医主要借助生药的力量提高免疫系统或激素的功能，从而调理体质。如果医生没有特别交代，一般在空腹状态下（餐前或两餐之间）服药，这样生药的成分就可以被迅速传递给肠道细菌。

当归芍药散、加味逍遥丸、桂枝茯苓丸等中药治疗月经失调的效果均不错。但这几种中药适用的症状和体质有所不同，最好向医生咨询清楚之后再选择适合自己的。

消除引起月经失调的因素

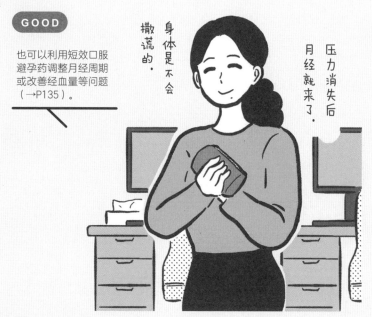

GOOD

也可以利用短效口服避孕药调整月经周期或改善经血量等问题（→P135）。

撒谎的·身体是不会

压力消失后·月经就来了。

远离压力，保护身体

实际上，雌性激素的分泌受多种因素的影响，比如紧张不安或者压力过大，都会造成其分泌出现紊乱。如果你也有月经失调的问题，那么先试着消除自己的压力源吧，例如人际关系、过度劳累、经济方面的烦恼等。如果仅凭一己之力无法解决，那就及时寻求家人或者好友的帮助吧。

此外，一定要注意不要过度节食。如果体重在短短一个月内下降10%，那么不来月经就一点也不奇怪了。这是因为当身体感觉到体重急剧下降的危机时，就会暂停月经等对于维持生命机能无关紧要的功能。

妇科症状

04

阴道不规则出血

● 什么是阴道不规则出血

在非月经期出现阴道出血，在月经期出血量过多或过少、出血时间过长或过短，这些都属于阴道不规则出血的范围。而在排卵日前后的少量出血属于正常现象，通常不必太担心。

● 原因

宫颈息肉或宫颈炎会导致子宫异常出血，而糜烂、红肿等也有可能导致阴道或外阴异常出血。此外，子宫癌、卵巢癌、阴道癌、子宫囊肿等疾病也会引发阴道不规则出血。

● 症状

① 在运动或性生活等外部刺激下出血

② 排便等用力后出血

③ 阴道分泌物呈红色或黑褐色

④ 在非排卵期出现②、③症状

记录基础体温确定自己的排卵日

■ 女性一般基础体温图

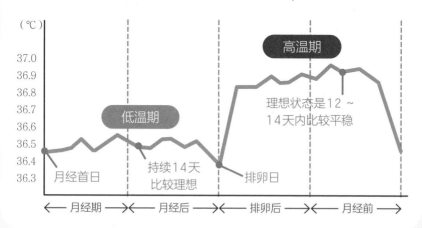

MINI COLUMN

若体温变化与女性一般基础体温图不一样，可能是哪些原因引起的

如果你的体温变化趋势跟上图不太一样，通常可能存在以下几种情况。

基础体温时高时低

排卵障碍或自主神经失调

高温期过长

怀孕的可能性高

没有高温期

无排卵月经

低温期过长

生殖功能低下

记录基础体温时的注意事项

- 尽量在每天早上的同一时间点测量
- 使用测量基础体温的专用体温计
- 使用数据管理应用软件（APP）记录体温
- 同时记录身体状态的相关事项

➡ 建议使用第206页的身体状态记录表！

妇科症状
— 05

阴道分泌物异常

● 什么是阴道分泌物

　　阴道分泌物是由子宫内膜、阴道等产生的各种混合在一起的酸性液体。这种液体可以润滑阴道并对黏膜形成保护层，防止杂菌进入子宫内部。排卵期分泌物的分泌量会增加并呈黏腻的丝状，可以帮助精子顺利通过阴道进入子宫。

● 阴道分泌物形成的原理

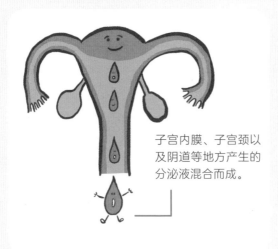

子宫内膜、子宫颈以及阴道等地方产生的分泌液混合而成。

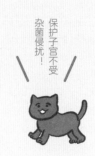

保护子宫不受杂菌侵扰！

月经周期内阴道分泌物的变化情况

① 月经刚结束

[量] 少
[气味] 略重
[黏稠度] 呈水状，黏稠度低
[颜色] 茶色至褐色之间

② 排卵期

[量] 非常多
[气味] 淡
[黏稠度] 呈蛋清样，拉丝
[颜色] 透明

③ 排卵后

[量] 少
[气味] 淡
[黏稠度] 非常黏稠，呈糊状
[颜色] 浑浊的白色

④ 月经前

[量] 多
[气味] 略重
[黏稠度] 黏稠
[颜色] 浑浊的白色

以下几种分泌物异常需要引起注意

分泌物呈奶酪状或豆腐渣样	➡	**阴道念珠菌感染**
		会导致阴道或外阴部瘙痒的妇科疾病。免疫力低下造成念珠菌在阴道及外阴过度繁殖而引起的感染。

分泌物呈黄色或黄绿色、稀薄泡沫状并伴有恶臭	➡	**滴虫性阴道炎**
		肉眼无法看见的滴虫进入生殖器官，并寄生在阴道等部位而导致的疾病。不但会出现分泌物异常，还会导致阴道极度瘙痒并发炎。

分泌物呈白色至黄色，量大呈脓状	➡	**衣原体阴道炎**
		导致子宫颈发炎，多数情况下患者无明显不适症状。

尿频、尿失禁

● 什么是尿频、尿失禁

正常情况下，人体在1天内的排尿次数为4～7次。如果白天的排尿次数超过8次，或夜间至少需要起夜1次就属于尿频。而尿失禁大致分为三种情况：一种是打喷嚏等外力引起的"压力性尿失禁"，一种是尿意突然出现并且无法忍住的"急迫性尿失禁"，还有一种就是兼有这两种症状的"混合型尿失禁"。

有的人没有尿失禁的症状，但总是感觉到强烈的尿意，这很可能是"膀胱过度活动症"引起的。大概有六成的"膀胱过度活动症"患者常常受到"急迫性尿失禁"的困扰。

● 原因

膀胱以及支撑尿道的盆底肌肉松弛，是引起"压力性尿失禁"的主要原因。产后小腹松弛、绝经后雌激素的分泌量减少，都会导致盆底肌无法正常工作。此外，过度紧张以及情绪不稳定也会引发"压力性尿失禁"。

如有这些症状要引起注意

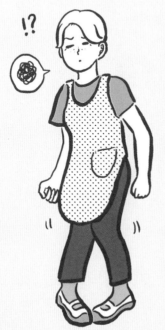

☐ 突然想上厕所，憋也憋不住

☐ 早上起床到晚上入睡，小便的次数超过8次

☐ 半夜会因尿意醒来

➡ **膀胱过度活动症**

据说40岁以上的男女中，每8人中就有1人苦于这些症状。

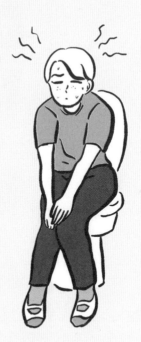

☐ 上厕所的间隔非常短

☐ 排尿时伴有疼痛感

☐ 小便后有尿不净的感觉

☐ 尿液浑浊

➡ **膀胱炎**

多见于女性。据说每5个女性就有1人患此病。

➡ 膀胱炎一旦出现过一次就很容易复发。须尽早前往泌尿科或妇产科就诊。

加强盆底肌锻炼，有效改善尿失禁

随时随地都可以锻炼

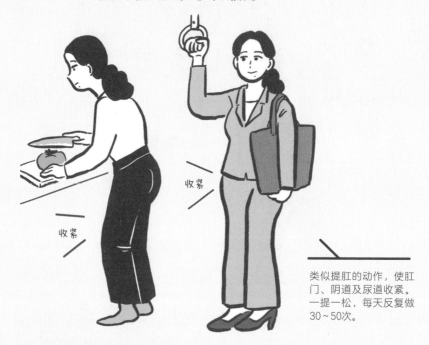

收紧

收紧

类似提肛的动作，使肛门、阴道及尿道收紧。一提一松，每天反复做30～50次。

随时随地都可以锻炼盆底肌

锻炼盆底肌，可以有效改善因盆底肌松弛而引起的尿失禁。

锻炼方法其实非常简单！只要稍微用力地提收阴道或者肛门周围的肌肉即可。就像憋尿时一样，收紧阴道后再放松，如此反复，就能让盆底肌得到有效锻炼。

这种锻炼随时随地都能做。在去往公司的路上或者等红绿灯的时候就可以锻炼。此外，锻炼盆底肌还有助于强化深层肌肉，帮助矫正体态以及缓解腰痛等症状，真可谓一举多得。赶快行动起来，养成每天锻炼盆底肌的习惯吧！

在上厕所时进行憋尿训练

排尿过程中突然憋住不排尿,这种训练也能锻炼盆底肌。暂停排尿时请忍耐5秒钟。

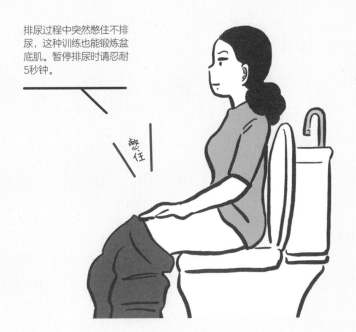

憋住

MINI COLUMN

盆底肌在哪里?

盆底肌即位于骨盆底部(耻骨到尾骨之间)的肌肉,可以支撑膀胱、子宫以及直肠等器官使其保持在正确的位置,并帮助收缩尿道以防止尿失禁。锻炼盆底肌不仅可以让身体更挺拔、体态更优美,还可以促进血液循环,提升代谢。

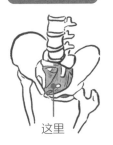

这里

妇科症状
——
07

孕期综合征

● 孕期的激素变化

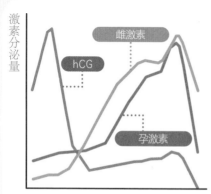

hCG即人绒毛膜促性腺激素，是一种女性在怀孕初期大量分泌的激素，能帮助身体维持妊娠状态。hCG的分泌量在怀孕后第8～12周达到顶峰，之后开始逐渐下降。而怀孕的第8～12周也是孕吐最为严重的阶段，因此也有人认为hCG是引起孕吐的重要因素之一。

● 原因

在怀孕、分娩期间，女性体内的雌性激素发生剧烈波动，导致身体出现多种不适症状。比如孕吐反应，不过目前关于孕吐的原因还没有一个定论，有的说法认为是hCG的分泌量激增对大脑造成刺激引起的，也有的说法认为是由于孕妇精神压力过大导致自主神经系统紊乱引起的。

孕期的母体变化

	身体状态	身体上的变化
孕早期（0~15周）		• 4 ~ 7周：乳房增大，出现倦怠、恶心等症状 • 8 ~ 11周：膀胱和直肠因受到压迫开始出现尿频的症状。孕吐变严重 • 12周之后：孕吐减轻、消失
孕中期（16~27周）	稳定期	• 16 ~ 19周：身体状态逐渐稳定，开始能够感受到"胎动" • 20 ~ 23周：子宫变大，开始出现水肿、腿脚发麻、腰酸背痛等症状 • 24 ~ 27周：出现贫血、便秘、痔疮等问题
孕晚期（28~35周）		• 28 ~ 31周：手脚水肿更加明显，腹部出现紧绷的感觉 • 32 ~ 35周：胃部受到胎儿挤压，出现胃胀气和食欲不振。心悸、气喘等症状也开始出现并伴随尿频、尿失禁等问题
临盆期（36~39周）		• 频繁出现肚子发紧发硬的情况。胃胀气以及心悸、气喘的症状有所缓解

※ 孕期反应存在较大的个体差异，当孕妇出现严重不适时，请及时就医。

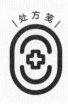

听从身体发出的信号

孕吐发生的原理

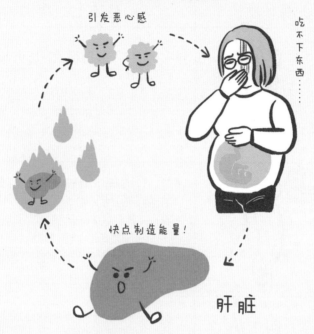

引发恶心感

吃不下东西……

快点制造能量！

肝脏

补充葡萄糖有助于缓解恶心的症状

　　因孕吐无法正常进食导致体内的葡萄糖水平过低，促使肝脏开始利用之前储存的脂肪为身体提供能量。在这个过程中，脂肪分解产生一种叫做酮体的物质。这种物质的增加会让人产生恶心想吐的感觉。

　　保证充足的葡萄糖供应可以阻断这种恶性循环。孕期可以适量多吃一些水果或富含碳水化合物的食物等合自己胃口的东西。孕吐将在孕12周的时候达到顶峰，等过了这个时期再回归营养均衡的饮食即可。

枕边常备一些食物

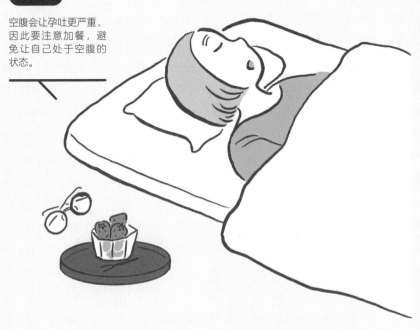

N G

空腹会让孕吐更严重，因此要注意加餐，避免让自己处于空腹的状态。

据说有的人怀孕后胃口会大变，专吃某种食物，例如圣女果、炸薯条或面包等。

MINI COLUMN

吃太多也会引起孕吐

孕吐也因人而异。有的人是吃东西后感觉恶心想吐，而有的人则是空腹时感到恶心，需要不停地吃东西才能缓解这种症状。

妇科症状
——
08

产后综合征

● 分娩后的激素变化

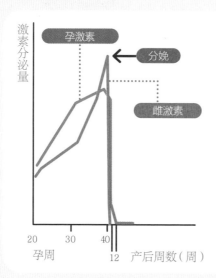

激素分泌量

孕激素

分娩

雌激素

20　　30　　40
孕周

12　产后周数（周）

分娩后，用于维持妊娠的雌激素以及孕激素的分泌量急剧下降。在激素的这种剧烈波动下，自主神经系统出现紊乱导致产妇出现各种身心不适症状。

● 原因

　　分娩后不久，产妇体内有助于维持愉悦心情的雌激素急剧减少，导致情绪很容易出现较大的波动。在通常情况下，产妇分娩后10天左右身心状态开始有所改善，但也有产妇会持续这种精神状态不佳的状况达数个月之久。产妇在经历分娩后体力几乎耗尽、骨盆也被撑开，全身上下都饱受摧残。

重度产后抑郁症与轻度产后抑郁症的区别

重度产后抑郁症

- 无精打采
- 容易变得焦虑或紧张
- 认定自己没资格当妈妈
- 没有食欲，容易疲倦
- 分娩两周之后症状依然没有好转的迹象

轻度产后抑郁症

- 情绪不稳定
- 烦躁
- 注意力不集中
- 失眠
- 分娩后10天左右症状出现好转

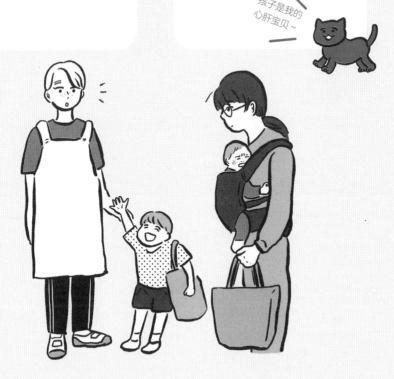

孩子是我的心肝宝贝~

不要独自一人默默承受

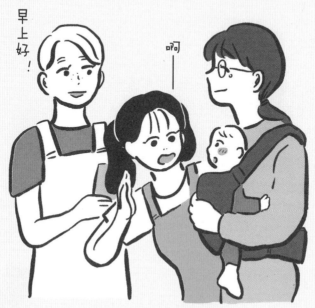

不要有顾虑，积极寻求家人和育儿圈朋友的帮助

产妇分娩后体内的雌激素分泌量大幅减少，很容易陷入不安的情绪中。

轻度的产后忧郁症不积极干预的话，就有可能发展成重度产后抑郁症，使产妇在很长一段时间内遭受严重的精神困扰。如果你在产后出现不安的情绪，或者有什么烦恼让你感到十分痛苦，请一定要及时寻求丈夫、父母、亲朋好友等的帮助。

如果你觉得跟亲近的人不好开口，那就试着跟同一时期在医院产检或分娩的妈妈们倾诉自己的烦恼，或寻求医生的帮助，避免独自一人默默地承受产后的一切。此外，记得在育儿之余给自己预留一些能够放松身心的时间。

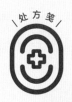

做骨盆拉伸操恢复体力

NG

感觉疼或不舒服时立即
停止。如果是剖宫产，
最好先跟医生确认是否
可以做这组动作。

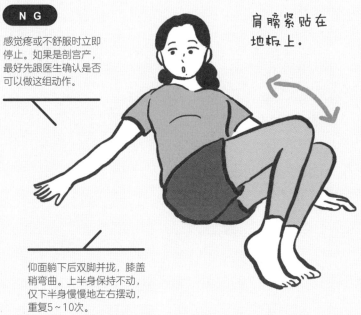

肩膀紧贴在
地板上。

仰面躺下后双脚并拢，膝盖
稍弯曲。上半身保持不动，
仅下半身慢慢地左右摆动，
重复5~10次。

用柔和无负担的运动锻炼盆底肌

骨盆和盆底肌由于分娩变得松弛，放任不管很容易引起腰痛
或者尿失禁等问题。分娩后1个月内可以使用束腰带辅助骨盆恢
复，但长时间依赖束腰带容易导致肌力减退，体力无法得到及时
恢复，因此要多加留意。

分娩3周后就可以尝试做一些躺着就能完成的骨盆拉伸运动
来锻炼盆底肌。骨盆拉伸运动不仅可以加快血液循环，帮助缓解
腰痛等症状，还可以促进子宫和阴道的恢复。此外，还能有效改
善下半身的水肿以及便秘等症状。当然，根据自己的身体状态并
按照自己的节奏锻炼就好，千万不要勉强自己。

妇科症状
——
09

不孕症

● 什么是不孕症

身体健康的成年男女在未采取避孕措施的情况下，坚持性生活12个月却未能怀孕的情况（日本产妇科学会）。近年来，由于考虑要孩子的年龄逐年推迟，越来越多的夫妇因错过最佳生育年龄※而面临不孕的烦恼。

● 原因

女性不孕的原因涉及多个方面，主要有排卵异常、输卵管堵塞、宫颈黏液不足导致精子无法顺利通过、子宫肌瘤等疾病导致受精卵无法成功着床等。而男性不育的原因主要有少精、精子活力不足、相关炎症导致输精管堵塞等。还有一些男女双方共同的因素，例如年龄增大导致卵子或精子质量下降、压力过大导致体内活性氧增加等。世界卫生组织的一项调查表明，导致不孕不育的原因中，女性原因占41%、男性原因占24%，而双方共同的原因占24%，另外11%为外界环境等因素。

※最佳生育年龄：适合怀孕、生产的年龄，一般来说在25～35岁。

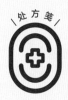

备孕的第一步从孕前检查开始

检查流程及项目

男性孕前检查

❶ 问诊

❷ 精液检查

通过观察精液和精子的质量及状态，确认精子的状态是否适合自然妊娠。此外，部分医院的检查项目还包含尿液检查，确认是否感染性病。

女性孕前检查

❶ 问诊

将初潮的年龄、末次月经开始日期以及当前患有的病症等信息填入问诊表。建议利用手机应用程序等工具提前记录自己的月经周期等相关事项，以免遗漏。

❷ 内诊

检查阴道、子宫和卵巢的状态。通过超声检查及分泌物检查等确认是否患有子宫内膜异位症或者感染性病。

❸ 血液检查

除了检查是否患有妇科方面的疾病，还要通过血液检查排除乙肝、丙肝等有可能通过母婴途径传播的疾病。

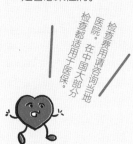

检查费用请咨询当地医院。在中国大部分检查都适用于医保。

通过孕前检查充分了解自己的身体状况

当你有怀孕的打算时，要做的第一件事情就是做孕前检查。提到孕前检查，可能大家的第一反应会觉得这是一项已婚人士才做的检查。实际上，不论已婚未婚，只要是将来准备要孩子的女性都可以做这一项检查。

孕前检查通常包括"问诊""内诊"以及"血液检查"等项目。不同医院的检查项目以及费用会有所差别，建议先对具体的检查项目进行咨询确认后再选择合适的医院。

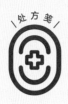

坚持良好的生活习惯悉心养护卵巢

需要注意的 7 个方面

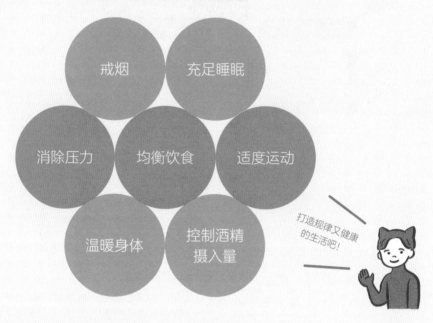

戒烟

充足睡眠

消除压力

均衡饮食

适度运动

温暖身体

控制酒精摄入量

打造规律又健康的生活吧！

抑制活性氧的生成有助于保护卵巢

体内的活性氧含量过高，可能会对卵巢造成损害，导致不孕。

很多因素都有可能造成体内活性氧增加，需要在日常生活中多加注意。而属于睡眠激素的褪黑素能有效去除体内的活性氧，因此保证充足的睡眠促进褪黑素的分泌就显得十分重要。同时，还可以多吃一些富含维生素A、维生素C、维生素E以及β-胡萝卜素等抗氧化成分的食物。

最后，养成测量体温的习惯，以免错过怀孕的最佳时机。

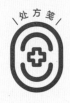

处方笺

了解不孕症的相关治疗

不孕症的治疗手段

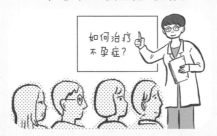

如何治疗不孕症？

排卵期预测法	人工授精	体外受精
为了提高受孕的概率，在最容易怀孕的时期进行性生活。	采集男性精子后直接注入子宫协助怀孕的治疗方法。	分别从女性和男性身上采集卵子和精子，进行人工授精后将受精卵植入子宫。
费用 只需要接受医生的相关指导，发生的费用适用于普通医保。	费用 费用为1次3000～5000元人民币，不适用于普通医保。	费用 费用为1次30000～50000元人民币，不适用于普通医保。

不孕治疗越早开始越好

　　现如今，不少人在过了最佳生育年龄后，才开始考虑怀孕。据说，现在每5～6对夫妻中就有1对需要接受不孕不育治疗。这其中还有不少女性独自承受着不孕的困扰。有的担心"是否值得花费如此高额的治疗费"，也有的担心"丈夫不支持甚至责怪自己怎么办"等。

　　实际上，不孕治疗越早开始效果越好。尽早治疗不仅有助于提高受孕概率，还可以缩短治疗期，减少医疗开销。如果你也有不孕方面的困扰，先到妇产科或者不孕不育门诊做一下咨询检查并尽早接受治疗吧。

妇科症状
——
10

更年期综合征

● 什么是更年期综合征

　　绝经前5年到绝经后5年，这10年左右的时间被称为更年期。在此期间，雌性激素的分泌量急剧减少，导致女性的身体和心理方面出现各种不适症状。这些症状有的甚至会严重到影响日常生活的程度，被称为"更年期综合征"。

● 原因

　　随着年龄的增长，卵巢功能逐渐下降，即使收到大脑（下丘脑）发出的"分泌雌性激素"的指令，卵巢也无法分泌足量的雌性激素。这种情况会导致大脑出现混乱进而影响自主神经系统。在这种混乱的状态下，身体就会出现不适症状。

● 症状

　　① 潮热

　　② 头昏脑涨

　　③ 眩晕

　　④ 心悸

　　⑤ 烦躁

　　⑥ 情绪低落

　　⑦ 失眠

　　……

更年期综合征的产生原理

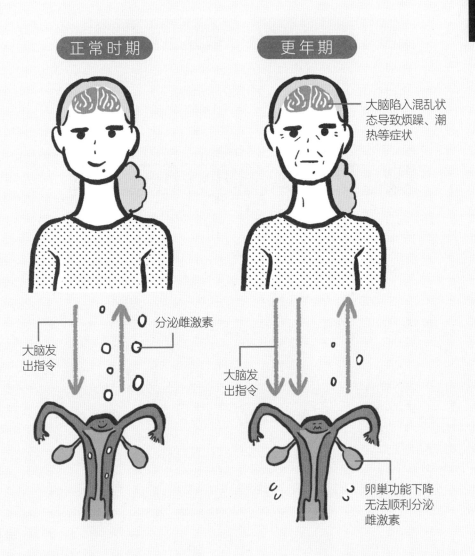

正常时期

更年期

大脑陷入混乱状态导致烦躁、潮热等症状

分泌雌激素

大脑发出指令

大脑发出指令

卵巢功能下降无法顺利分泌雌激素

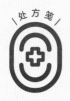

借助中药的力量

有效缓解更年期综合征的 5 种中药

● 适合各种不适

加味逍遥丸

调节自主神经、平复情绪并促进血液循环。有效缓解潮热、肩膀酸痛以及不安、烦躁等症状。

● 适合体力差的人

当归芍药散

建议因体力差、贫血等原因总是感觉疲倦的人服用。可有效缓解眩晕、水肿、头痛、肩膀酸痛、心悸等症状。

● 适合精力充沛者

核桃承气汤

有效改善气滞或血液循环不佳引起的症状,包括潮热、便秘、头痛、肩膀酸痛、不安、失眠等。

● 适合体格健壮者

桂枝茯苓丸

促进血液循环,缓解潮热、头痛、肩膀酸痛、眩晕以及身体发冷等症状。

● 适合精神亢奋者

抑肝散

有效缓解神经过度敏感引起的兴奋和紧张情绪,例如亢奋、持续烦躁、易怒、失眠等。

积极接受更年期综合征的治疗而不是默默忍受

以前,更年期综合征只是被当作一种歇斯底里症,并没有被列为医学治疗的对象。现如今,更年期综合征的治疗已经成为女性健康护理的重要组成部分,并确立了一些根本性的治疗方法。

更年期综合征主要有激素补充疗法※、胎盘素疗法以及中药疗法等多种治疗方法。

中药疗法可以根据具体的症状以及每个人的体质,将不同的药材进行组合,因此十分适用于治疗症状因人而异的更年期综合征。中药疗法还可以与激素补充疗法同时进行。

※激素补充疗法:适量补充因年龄增长而减少的雌激素。不太适合在子宫癌治疗期间以及罹患过乳腺癌的人群,但治疗潮热的效果特别好。

每天喝一杯豆浆

有效缓解潮热

黑芝麻粉 + 香蕉 + 豆浆

食材
- 纯豆浆……200mL
- 黑芝麻粉……1大匙
- 香蕉……1根

制作方法
将捣碎的香蕉及豆浆放入耐热杯子后，用微波炉（500W）加热1分半钟，最后加入1大匙黑芝麻粉搅拌均匀即可！

帮助调节雌性激素

黑芝麻粉 + 黄豆粉 + 豆浆

食材
- 纯豆浆……200mL
- 黑芝麻粉……1大匙
- 黄豆粉……1大匙
- 蜂蜜……适量

制作方法
将豆浆倒入耐热杯子后，用微波炉（500W）加热1分半钟，然后加入黑芝麻粉和黄豆粉搅拌均匀。可以加入适量蜂蜜增加甜度。

借助大豆异黄酮的力量消除更年期烦恼

进入更年期后，女性体内的雌激素分泌量一路走低，受其影响整个人会变得烦躁不安，有的甚至严重到不可理喻的地步。在这种情况下，多喝豆浆有助于平复心绪。

豆浆等豆制品中富含大豆异黄酮与雌激素的分子结构十分相似，身体会将其误认为是雌激素并在其作用下逐渐平静下来。

再搭配一些富含血清素合成原料色氨酸的香蕉或具有抗氧化作用的黑芝麻，能进一步提升豆浆的保健效果。

更年期提前

● 什么是更年期提前

即35～45岁这个年龄段，虽然女性体内雌激素的分泌量没有明显减少，但依然会出现一些类似更年期综合征的不适症状，这就是更年期提前。在20多岁时就出现类似症状的情况被称为"年轻型更年期综合征"。

● 原因

压力过大导致自主神经系统出现紊乱，是引起更年期提前的主要原因。自主神经系统和雌性激素的分泌都受下丘脑的调节和控制，一旦下丘脑在压力的作用下出现功能失调，自主神经系统和雌性激素的分泌就会同时出现问题，最终导致身体出现各种不适症状。

● 症状

① 脸部发烫

② 心悸

③ 身体发冷

④ 头痛

⑤ 烦躁

⑥ 入睡困难

⑦ 月经失调

......

更年期提前的原因

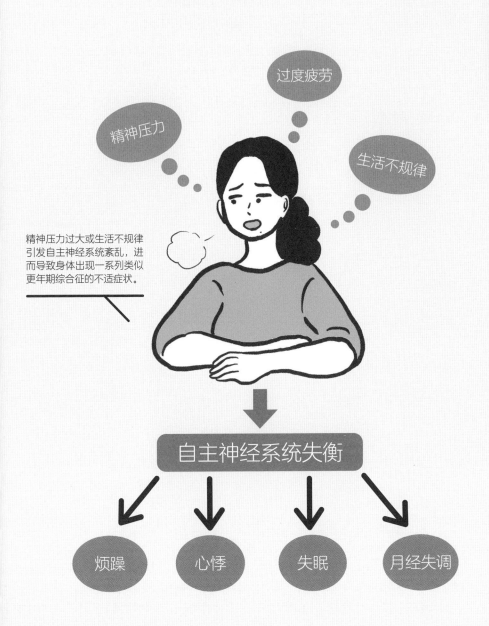

精神压力

过度疲劳

生活不规律

精神压力过大或生活不规律引发自主神经系统紊乱,进而导致身体出现一系列类似更年期综合征的不适症状。

自主神经系统失衡

烦躁　　心悸　　失眠　　月经失调

绝经

● 什么是绝经

卵巢功能逐渐衰退最终导致月经完全消失的生理现象。不来月经的情况持续12个月即可认定为绝经。女性的绝经年龄为45~50岁。据调查，日本女性的平均绝经年龄为50.5岁，较早的人45岁前就绝经，较晚的人在55岁之后才绝经。

● 原因

女性在出生时即携带约200万个原始卵泡※。到了青春期、生育年龄，这些原始卵泡由于自然消亡等因素逐渐减少到20~30万个，之后仍以每个月约1000个的速度逐渐减少。这样到了45~55岁的更年期，体内原始卵泡的数量就接近为零，女性就将迎来绝经期。

● 症状

① 更年期综合征

② 骨质疏松

③ 皮肤失去光泽

④ 头发变稀疏

⑤ 容易发胖

⑥ 血压升高

※ 原始卵泡：还未发育成熟的卵子。位于卵巢内，在激素等因素的作用下逐渐发育。卵泡发育成熟后发生破裂将卵泡中的卵子排出卵巢，这个过程即为排卵。

即将进入绝经期的月经状态

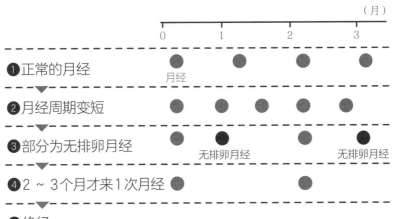

❶正常的月经

❷月经周期变短

❸部分为无排卵月经

❹2～3个月才来1次月经

❺绝经

之前一直按照固定周期到访的月经开始周期变短或出现无排卵月经，慢慢地变成2～3个月才来1次月经，最终连续12个月都没有来月经，这就说明已经进入绝经状态了。但是，每个人的实际情况各不相同，有的人可能在没有发觉任何改变的情况下突然就进入了绝经期。

MINI COLUMN

绝经后易患的疾病

绝经后雌激素分泌量急剧减少，骨骼、血管以及黏膜的功能出现衰退，导致女性罹患以下疾病的风险大大增加。

- 骨质疏松症
- 动脉硬化
- 缺血性脑卒中
- 急性心肌梗死
- 萎缩性阴道炎

因此，绝经后要注意调整饮食生活并适当增加运动量，散步、拉伸等都是不错的选择。

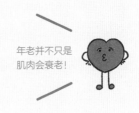

年老并不只是肌肉会衰老！

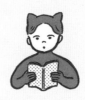

想要少生病，就要适当地增加运动量并调整生活习惯。

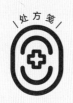

改善饮食，有效预防疾病

有助于清洁血液的食物

茶	鱼类	海藻类	纳豆
茶叶中的涩味物质——儿茶素不仅有助于防止血液氧化，还有降低胆固醇以及血糖的作用。	秋刀鱼、青花鱼等青背鱼的鱼肉中富含DHA和EPA。DHA有助于软化血管，而EPA可以预防血栓。	海藻中的海藻酸可以有效抑制血糖迅速上升，并抑制胆固醇的吸收。	纳豆中的"纳豆激酶"有助于融化血栓，且纳豆中富含的维生素B$_{12}$还能预防贫血。
醋	菌菇类	蔬菜	葱蒜
醋或梅干中的柠檬酸可以抑制血小板过度凝聚，有效预防血栓。	菌菇中的β-葡聚糖有助于激活白细胞，提高免疫力。	胡萝卜、青椒等黄绿色蔬菜中含有丰富的抗氧化成分，有助于防止动脉硬化。	葱蒜中特有的气味成分大蒜素不仅具有杀菌效果，还可以促进血液循环，防止血栓形成。

合理安排饮食预防血管老化

对于女性来说，雌激素就像是"守护神"一样的存在。一旦绝经，女性就会失去来自雌激素的保护，身体会迅速老化并出现骨骼和血管功能下降、代谢速度减慢以及阴道黏膜萎缩等症状。

其中，尤其要注意动脉硬化。脂质代谢速度下降会导致低密度脂蛋白胆固醇在血管内堆积，从而引发一系列严重的疾病。

建议女性在绝经后食用一些有助于清洁血液的食物，例如鱼类、海藻类、菌菇类和蔬菜等，喝茶也是不错的选择。

享受全新的人生旅程

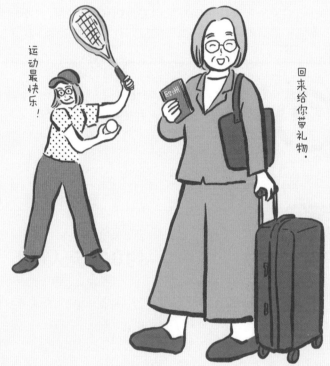

将人生的转折点——更年期变成一段"幸福的旅程"

有人认为"绝经意味着丧失女性特征"，但这种想法未免过于消极。现在是百岁时代，50岁正好是人生的一个转折点。为了奖励在人生的上半场一路努力奋斗过来的自己，在人生的下半程也一定要从个人幸福的角度出发好好规划自己的生活。

绝经也意味着彻底摆脱了月经带来的各种麻烦和不适，从此再也不用根据自己的生理期去调整各种日程安排了。充分了解身体在绝经后容易出现的问题并有针对性地进行调节，确保营养均衡，然后积极地迎接这个崭新的人生阶段吧。

妇科体验记

LET'S TRY!

一直以来，保奈美小姐都觉得去看妇科是一件让人不好意思的事情。最近她终于鼓起勇气前往妇科就诊并接受了相关检查！

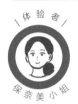

体验者

保奈美小姐

　　一直都忙于工作没有时间去妇科接受检查。最近几个同龄的朋友接连得了妇科方面的疾病，让我感觉再也不能拖延下去了。同时，我也听说女性过了30岁之后罹患宫颈癌的概率会大大增加，终于觉得自己也有必要做一次全面彻底的检查，于是便有了这次妇科诊疗经历。

CHECK

检查内容
宫颈癌筛查

　　我选择的项目包含宫颈癌筛查以及确认子宫和卵巢状态的B超检查。有些医院还会做血液和尿液方面的检查，可供选择的项目有很多种，建议大家根据自己的需要选择。

检查费用
约600元人民币

　　不同医院的检查费用各不相同。建议大家可以到专科医院或其他综合医院咨询。

需要做哪些准备

● 穿裙子更方便检查

● 事先做好比价，选择符合自己预算的

● 如果不知道选哪家医院好，就做一下调查或者让亲朋好友推荐

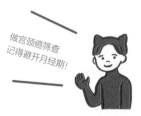

做宫颈癌筛查记得避开月经期！

检查流程

填写问诊表

在分诊台拿到问诊表后填写自己的月经周期、最近一次月经的状态、是否有痛经、怀孕经历以及身体状况等信息。

坐上妇科检查专用椅

进入检查室后医生对问诊表上的信息一一详细确认。脱掉内裤躺到妇科检查专用的椅子上接受检查。

采集宫颈细胞

阴道被扩张器撑开，医生开始采集宫颈细胞，放松后不会感觉到疼痛。

内诊

医生将手指伸入阴道并用另一只手的手掌按压腹部检查子宫及卵巢的状态。

B超检查

将直径约2 cm的探头插入阴道，利用超声波将腹腔的状态投放到显示器上以便观察子宫和卵巢的状态。

出检查结果

一周后收到检查结果，报告提示"未见宫颈异常，排除宫颈癌"。虽然有点担心子宫肌瘤，但医生说只是一块很小的息肉，不必担心。总之，检查确认没什么大碍，自己也就放心了！

紧急避孕药对身体的危害大吗

紧急避孕药是指在无防护性生活或避孕失败后的一段时间内，为了防止妊娠而采用的紧急避孕措施。服药后可以阻止受精卵着床，虽然效果无法达到100%，但阻止怀孕的成功率相对较高。这种紧急避孕药目前十分普及，一般在药店就能购买到。与不想怀孕而不得不选择流产手术相比，服用紧急避孕药给身体和心理带来的危害就低多了。

● 紧急避孕药的种类

雌孕激素复方制剂（Yuzpe法）

通过调整月经时间的中剂量避孕药。避孕率低于左炔诺孕酮片，也会出现恶心想吐等副作用。现在已经很少用此药来事后避孕。

左炔诺孕酮片

左炔诺孕酮片是日本国内唯一被批准的紧急避孕药，即中国市面上的毓婷。副作用比短效口服避孕药小得多，只有极少数人服用后会出现恶心、头痛、疲倦等症状。

● 紧急避孕药的服用方法

左炔诺孕酮片只需要在性行为发生后72小时内服用一次即可。雌孕激素复方制剂，则需要在性行为发生后72小时内吃一次并在第一次服药12小时后再服用一次。

● 哪里可以购买？

在日本，普通的药店不售卖紧急避孕药，只能前往妇科就诊后由医生开处方配药。在中国，一般药店均有售。

CHAPTER

4

For lady

不可不了解的
女性常见疾病

妇科检查要趁早

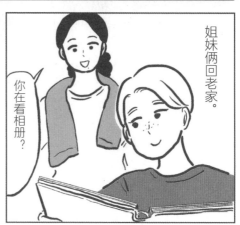

姐妹俩回老家。

你在看相册？

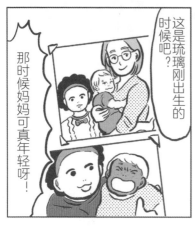

这是琉璃刚出生的时候吧？

那时候妈妈可真年轻呀！

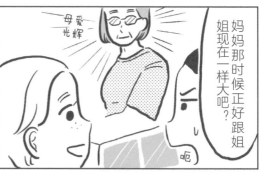

妈妈那时候正好跟姐姐现在一样大吧？

母爱光辉

呃

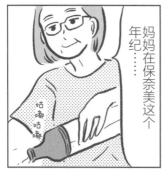

妈妈在保奈美这个年纪……

咕嘟咕嘟

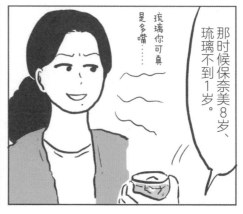

那时候保奈美8岁，琉璃不到1岁。

琉璃你可真是多嘴……

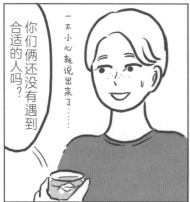

一不小心就说出来了……

你们俩还没有遇到合适的人吗？

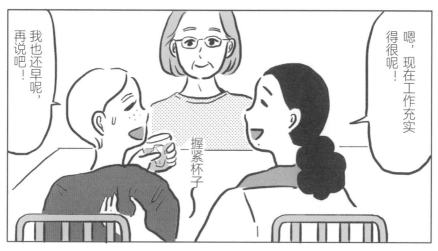

嗯,现在工作充实得很呢!

我也还早呢,再说吧!

握紧杯子。

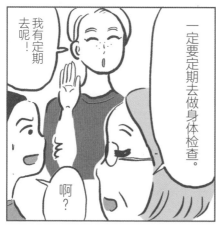

一定要定期去做身体检查。

我有定期去呢!

啊?

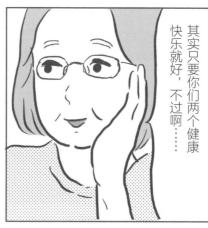

其实只要你们两个健康快乐就好,不过啊……

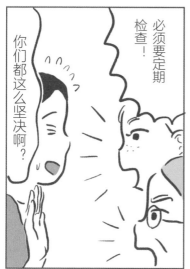

必须要定期检查!

你们都这么坚决啊?

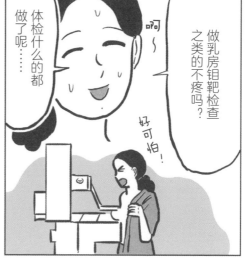

做乳房钼靶检查之类的不疼吗?

体检什么的都做了呢……

啊~

好可怕!

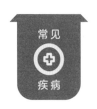

通过定期检查预防并及早发现疾病

雌性激素的分泌量会随着女性不同的人生阶段发生较大的波动。进入青春期后，卵巢开始分泌雌激素。性功能在20岁基本发育完成，雌激素的分泌量在25～30岁达到顶峰。之后，雌激素的分泌量会开始逐渐减少，45岁左右进入更年期后，分泌量更是会陡然下降，直到50岁左右几乎不再分泌，开始进入绝经期……

女性特有的疾病，与雌性激素分泌量的起伏变化之间有着密不可分的联系。分泌量多时容易引发一些疾病，分泌量急剧减少也会引起一些不适症状或疾病，而最终完全不再分泌也会导致一些疾病。也就是说，不论哪一个阶段，女性都处在患病的风险之中。定期接受宫颈癌筛查（20岁以上每年1次）、乳腺癌检查（40岁以上每两年1次）以及全身体检等检查，是预防并及早发现疾病的有效手段。

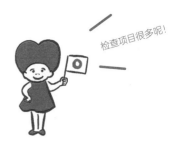

检查项目很多呢！

普通妇科检查的内容

阴道 B 超检查

将细长的超声波器具（探头）伸入阴道，根据返回的超声波确认子宫及卵巢的状态。这项检查可以确认子宫肌瘤、子宫内膜异位症以及卵巢囊肿等病症。

乳腺视诊和触诊

医生通过肉眼观察乳房是否有凹陷、乳头是否有异常分泌物，并用手按压确认是否有肿块、淋巴结是否肿大等。

TCT 检查

TCT 检查是液基薄层细胞检测的简称。将专用的细胞刷伸入阴道内，采集宫颈细胞后通过显微镜观察细胞是否发生癌变。检查需要避开月经期。

乳腺 B 超检查

通过超声波的反射波检查乳房内部的方法。即便乳腺密集，也能照出细小的硬块。也可以通过 B 超协助确认肿块属于良性还是恶性。

HPV 检查

HPV 是人乳头状瘤病毒的简称。细胞取样可在 TCT 检查时同步进行，检查前 24 小时内不要有性生活，避开月经期。结果如有异常须做进一步检查。

乳腺钼靶检查

乳腺钼靶检查是一种 X 光检查，将乳房夹在两块板之间进行 X 光成像。此项检查能够发现通过肉眼或触摸无法发现的小肿块及乳腺钙化。

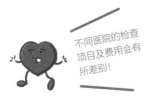

不同医院的检查项目及费用会有所差别！

身心的起伏变化会伴随一生

女性各个人生阶段的常见疾病

10~18岁	19~45岁
活力四射的青春期	美丽动人的性成熟期

容易出现的不适症状与疾病

女性一生中可能会患的疾病真不少！

不孕症

月经困难症、月经失调

子宫内膜异位症、子宫肌瘤

宫颈癌

性病

10　　　　18　　　　25　　30　　35

雌激素分泌量增加与减少的各个时期容易患不同的疾病。
让我们一起来了解一下各个阶段容易出现的病症
并有针对性地做好预防措施。

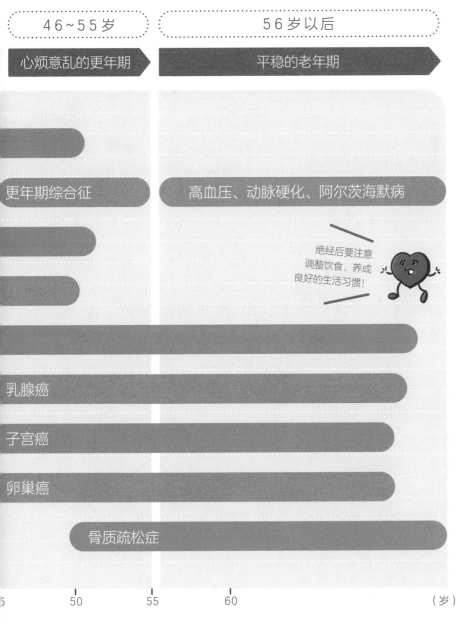

46~55岁　　　　　56岁以后

心烦意乱的更年期　　　　平稳的老年期

更年期综合征　　　　高血压、动脉硬化、阿尔茨海默病

绝经后要注意
调整饮食，养成
良好的生活习惯！

乳腺癌

子宫癌

卵巢癌

骨质疏松症

5　　　　50　　　　55　　　　60　　　　（岁）

性病

● **什么是性病**

传统观念里，性病是指通过性交行为传染的疾病，主要病变发生在生殖器部位。但性病的传染不仅仅源于性行为。性病的种类很多，包括衣原体感染、淋病等。感染性病后，尿路、阴道、咽喉以及皮肤等部位会出现炎症反应，有的还会伴随发热等症状。如果感染HIV（艾滋病病毒）还会导致人体的免疫功能下降，甚至危及生命。

● **原因**

在性行为过程中，口腔、生殖器官的黏膜以及皮肤等接触携带有病原体的精液、阴道分泌物以及血液等均会造成感染。有一些是由于机体免疫力下降被感染的，还有一些是接触性病病人穿过、用过的衣物、生活用品等途径被传染的。

● **预防措施**

① 性行为前淋浴
② 使用避孕套

● **检查方法**

① 前往医院接受检查
② 使用自测试剂盒

常见的性病及其症状

衣原体感染

症状

● 自觉症状少
● 分泌物呈白色或黄色的水样状且量很多

致病源是一种叫做沙眼衣原体的微生物。在一定条件下能够引起子宫颈以及咽喉深处感染。多数情况下无自觉症状，因此不少人在产检时才发现自己感染了衣原体。衣原体感染有时还会引起输卵管炎症导致不孕。

念珠菌病

症状

● 阴道及外阴部极度瘙痒、有疼痛感
● 分泌物呈酒糟、酸奶状

致病源为念珠菌。虽然有可能通过性行为感染，但由于念珠菌本身就是一种常驻阴道内的细菌，因此多数情况下是由于免疫力下降导致细菌过度繁殖而引发的感染。

生殖器官疱疹

症状

● 外阴及阴道有强烈的疼痛感
● 长水泡或糜烂
● 发热

致病源为疱疹病毒。该病毒会引起皮肤或黏膜感染。女性感染该病毒后可能出现外阴部及阴道极度疼痛、排尿疼痛、步行困难以及发热等症状。免疫力低下的人容易反复感染。

淋病

症状

● 部分无自觉症状

名为淋球菌的细菌引起的感染。女性感染后多无自觉症状，部分患者会出现阴道分泌物增多、阴道不规则出血等症状。如不及时治疗，病菌可能会侵入骨盆引发盆腔炎症。

梅毒

症状

● 感染部位起疙瘩
● 腹股沟淋巴结肿大
● 咽喉部位肿大、脱发

梅毒的病原体是一种名为梅毒螺旋体的细菌。感染初期感染部位会长出小疙瘩并随着时间的推移出现其他症状。梅毒感染晚期症状加重，病毒还会入侵心脏等重要器官。

子宫内膜异位症

● 什么是子宫内膜异位症

　　子宫内膜异位症是指子宫内膜组织在子宫以外的部位增殖的疾病，容易与其他组织发生粘连从而引起疼痛。异位的子宫内膜细胞在卵巢内生长形成的囊肿叫做"巧克力囊肿"。

● 原因

　　关于子宫内膜异位症的形成原因有多种说法，目前尚无定论。不过，从症状随着月经周期的推进有加重趋势这一点来看，可以确定其发生与雌性激素有着密切的关系。患病人群多为三四十岁的女性，并且30～34岁的女性最多。

● 症状

　　① 严重的痛经

　　② 在非月经期出现下腹部疼痛

　　③ 在非月经期出现腰痛

　　④ 排便时疼痛

　　⑤ 性生活时疼痛

　　⑥ 不孕

子宫内膜异位症的产生原理

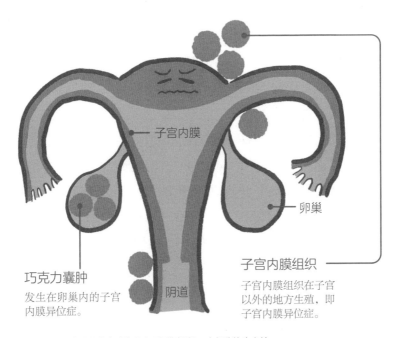

子宫内膜

卵巢

巧克力囊肿

发生在卵巢内的子宫
内膜异位症。

阴道

子宫内膜组织

子宫内膜组织在子宫
以外的地方生殖,即
子宫内膜异位症。

※卵巢内形成的袋状囊肿被称为"卵巢囊肿"。大部分均为良性,
极少数情况下可能发展为恶性肿瘤。

● 检查方法

只有通过手术才能最终确诊是否为子宫内膜异位症,但临床
上也会通过手术之外的其他手段进行诊断。主要有问诊、内诊、
B超检查、血液检查以及核磁共振(MRI)(根据实际需要进
行)等检查方法。

● 治疗方法

不需要做手术的情况下通常采取激素疗法并定期观测。

子宫肌瘤

● 什么是子宫肌瘤

生长在子宫平滑肌内的肿瘤。由肌肉细胞增生形成，并非恶性肿瘤。子宫肌瘤主要可以分为朝子宫内部生长的黏膜下肌瘤、生长在子宫平滑肌中间的肌壁间肌瘤，以及生长在子宫浆膜上向外侧突起的浆膜下肌瘤等几种类型。据统计，有20%～30%的女性患有子宫肌瘤。

● 原因

形成子宫肌瘤的具体原因尚不明确。有的说法认为是天生携带的肌瘤细胞慢慢长大形成的，也有的说法认为是子宫肌层的干细胞本身发展成了肌瘤细胞。但可以确定的是子宫肌瘤的形成及生长与雌激素有着紧密联系。

● 症状

① 经血过多、贫血

② 痛经

③ 尿频、便秘

……

● 检查方法

① B超检查

② 核磁共振（MRI）

子宫肌瘤的种类与形成机制

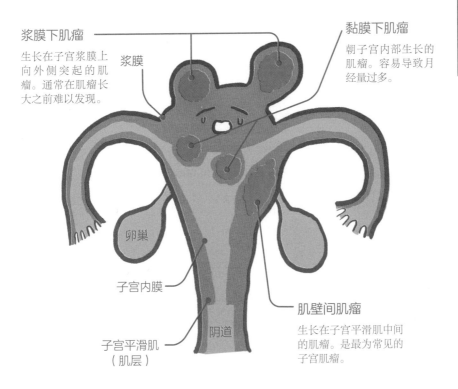

浆膜下肌瘤
生长在子宫浆膜上向外侧突起的肌瘤。通常在肌瘤长大之前难以发现。

浆膜

黏膜下肌瘤
朝子宫内部生长的肌瘤。容易导致月经量过多。

卵巢

子宫内膜

阴道

肌壁间肌瘤
生长在子宫平滑肌中间的肌瘤。是最为常见的子宫肌瘤。

子宫平滑肌
（肌层）

● **预防措施**

平时多注意观察是否痛经以及经血的状态

● **治疗方法**

子宫肌瘤较小没有引起不适症状时无须治疗。比较大的子宫肌瘤需要通过手术进行切除。在子宫肌瘤较小无须动手术时，可以通过服用激素药物等手段调节体内的雌性激素水平从而缓解相关症状。

常见疾病
04

宫颈癌

● 什么是宫颈癌

子宫底部呈管状的部分（宫颈）发生癌变。据统计，与子宫相关的癌症中70%是宫颈癌，日本每年大约有1万名女性罹患宫颈癌，2017年因宫颈癌去世的女性多达2800人。

● 原因

通过性行为感染HPV（人乳头状瘤病毒）被认为是引起宫颈癌的主要原因。据统计，有性经验的女性中，一半以上的人都会感染这种病毒，大部分人都可以凭借自身的免疫力将病毒消灭。但若需要花费几年甚至十几年的时间与病毒做斗争，最终就会发展成为癌症。

● 症状

① 初期几乎无明显症状

② 性生活后阴道出血

③ 阴道分泌物增多

　　……

● 检查方法

① 宫颈癌筛查

② 精密筛查

宫颈癌的发展阶段

发展阶段		肿瘤的大小以及扩散程度
I期 （局限于宫颈部分）	A1	肿瘤的宽度在7mm以下、深度在3mm以下
	A2	肿瘤的宽度在7mm以下、深度在5mm以下
	B1	肿瘤直径在4cm以内
	B2	肿瘤直径超过4cm
II期 （超出宫颈部分）	A	浸润至阴道上方2/3处
	B	浸润至宫颈周围的组织
III期 （浸润至阴道下部或 骨盆壁）	A	浸润至阴道下方1/3处
	B	宫颈周围组织的浸润蔓延至骨盆
IV期 （远处转移）	A	癌细胞扩散到膀胱或直肠
	B	癌细胞发生远处转移（腹腔内、肝脏、肺部等）

资料出处：引用自Medical Note《何谓宫颈癌？关于病因、症状及治疗方法的详细解答

● 预防措施

　① 不吸烟

　② 每年做一次宫颈癌筛查

● 治疗方法

　　通常有手术切除、放射线疗法与化学疗法（抗癌药）等治疗手段。在实际治疗过程中，会结合患者癌症的发展阶段、妊娠需求或者想要保留子宫的意愿以及是否患有基础疾病等因素确定使用其中一种治疗手段或综合使用这几种治疗方法。

子宫癌

● 什么是子宫癌

形成于子宫体（妊娠时孕育胎儿的部位）内的子宫内膜中的恶性肿瘤，又被称为"子宫内膜癌"。女性45岁之后罹患此病的概率开始增加，尤其是五六十岁已经绝经的女性更容易罹患子宫癌。如果绝经后出现不规则出血的情况，一定要引起注意，及时前往医院就诊。

● 原因

雌激素分泌旺盛、子宫内膜有增生的人更容易患病。没有生育经验（月经次数多）、肥胖、月经失调以及服用单一的雌激素制剂调节激素的女性属于高危人群。

● 症状

① 阴道不规则出血

② 褐色分泌物

③ 下腹部疼痛、腰痛

……

● 检查方法

① 子宫癌筛查

② B超检查

子宫癌的发展阶段

发展阶段	肿瘤的范围	
I 期		• 肿瘤局限于子宫内 • 宫颈及其他部位未发现癌细胞
II 期		• 宫颈及其他部位未发现癌细胞 • 尚未蔓延到子宫外
III 期		• 肿瘤扩散到子宫外，盆腔淋巴结、腹主动脉旁淋巴转移
IV 期	• 肿瘤侵及膀胱或直肠黏膜 • 远处转移，包括腹腔内或腹股沟淋巴结转移	

资料出处：引用自日本国立癌症研究中心 癌症信息服务网站

- -

● 预防措施

　　防止过度肥胖

- -

● 治疗方法

　　通过手术摘除子宫和卵巢，并根据癌细胞的发展阶段搭配放射线疗法、化学疗法以及激素疗法。癌症初期，可采用腹腔镜微创手术（在肚子上开几个小孔进行肿瘤摘除术）处理。

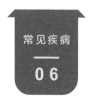

卵巢癌

● 什么是卵巢癌

生长在卵巢上的恶性肿瘤。根据肿瘤生长的位置，可以分为上皮性卵巢癌、生殖细胞性卵巢癌以及性索－间质卵巢癌等种类，但90%以上都属于上皮性卵巢癌。没有怀孕分娩经历的年轻女性也有可能患卵巢癌，初期几乎没有自觉症状。

● 原因

有近亲（母亲、姐妹）患卵巢癌的女性，罹患概率通常会比其他人高。排卵次数多（没有怀孕分娩经历）、饮食习惯较差等是引起卵巢癌的主要因素。

● 症状

① 下腹部紧绷感、异物感

② 下腹部疼痛

③ 尿频、食欲不振

……

● 检查方法

① B超检查

② 血液检查

卵巢癌的发展阶段

发展阶段	肿瘤的范围	
Ⅰ期		• 肿瘤局限在卵巢上
Ⅱ期		• 肿瘤累及一侧或双侧输卵管，并伴有盆腔扩散
Ⅲ期		• 肿瘤侵犯一侧或双侧输卵管，肿瘤细胞扩散到局部淋巴结、大网膜、小肠等部位
Ⅳ期	• 肿瘤侵犯一侧或双侧输卵管，并伴有远处转移，如转移到肝脏、肺等器官上	

资料出处：引用自MSD制药 战胜癌症《卵巢癌 癌症的种类与扩散》

● 预防措施

① 均衡饮食

② 避免过度饮酒

③ 不吸烟

● 治疗方法

根据癌症的发展阶段以及是否存在并发症等情况，组合手术及化学疗法。对于初期卵巢癌，现在越来越倾向于采用对身体负担较小的腹腔镜微创手术（在腹部开几个小孔进行肿瘤摘除术）。

乳腺癌

● 什么是乳腺癌

生长在分泌母乳的乳腺上的恶性肿瘤。据统计，乳腺癌是日本女性最容易罹患的癌症，平均每11个人中就有1人罹患乳腺癌。女性35岁之后患病率开始上升，并在45～50岁达到最高峰。乳腺癌主要可以分为乳腺导管癌和乳腺小叶癌两种，其中约90%为乳腺导管癌。

● 原因

乳腺癌的产生及发展与雌激素有着密切的关系。初潮早、绝经晚、没有怀孕分娩经历、没有哺乳经历、高龄生育等多种致病因素均与雌激素有关。

● 症状

① 乳房出现肿块、凹陷、肿大

② 乳头出现带血分泌物

● 检查方法

① 乳腺钼靶检查

② 乳腺B超检查

乳腺癌的产生原理

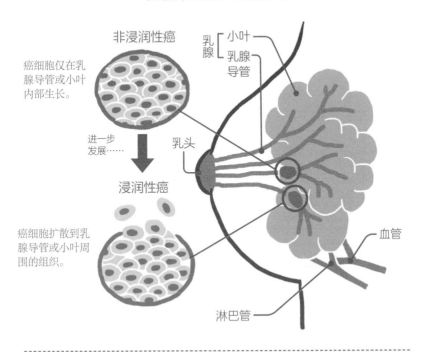

非浸润性癌

癌细胞仅在乳腺导管或小叶内部生长。

乳腺 [小叶
乳腺导管]

进一步发展……

浸润性癌

乳头

癌细胞扩散到乳腺导管或小叶周围的组织。

血管

淋巴管

● 预防措施

① 均衡饮食

② 避免过度饮酒

③ 不吸烟

● 治疗方法

根据癌症的发展阶段选择手术切除、化学疗法或放射线疗法等治疗手段。如果是初期乳腺癌，还可以根据患者的意愿选择保留乳房的治疗方法。近年来，越来越多的患者选择切除乳房后再接受乳房重建（自体组织移植）手术。

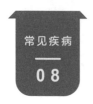

常见疾病
——
08

乳腺病

● 什么是乳腺病

　　与乳腺相关的各种疾病的总称。例如，乳房肿大、乳房表面长出伴有疼痛感的肿块或乳头溢液等。多见于三四十岁的女性，通常症状在月经期来临前有加重的倾向。

● 原因

　　主要是雌性激素伴随月经周期出现波动而引起的。一旦体内的雌激素分泌量增加，乳腺管及其周围的组织就会变得发达，为妊娠、哺乳做准备。受其影响，乳房会变大并出现肿胀、疼痛等症状。

● 症状

① 乳房出现肿块
② 触碰乳房有疼痛感
③ 月经来临前疼痛感加重

● 检查方法

① 乳腺钼靶检查
② 乳腺B超检查

乳腺癌与乳腺病的区别

	乳腺癌	乳腺病
易发病年龄段	40 ~ 60岁	30 ~ 50岁
肿块状态	●像小石头一样的硬块 ●触及肿块无痛感 ●症状与月经周期无关	●富有弹性的肿块 ●触及肿块有痛感 ●症状随月经周期加重或减轻
乳头	有时会出现混有血液的分泌物	有时候会出现乳汁样分泌物
乳房皮肤	乳房表面出现凹陷或橘皮样改变	无异常

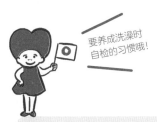

要养成洗澡时自检的习惯哦!

乳房自检方法

　　每天洗澡时做一下乳房自检吧。可以采用以下3种自检方法: ①在镜子前高举双臂查看乳房是否有橘皮样改变或凹陷。②用手指肚按压乳房,一边画小圈一边移动确认乳房及周围部位是否有肿块。③轻轻捏一捏乳头确认是否有血液溢出。

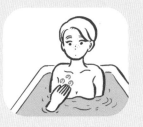

阿尔茨海默病

● 什么是阿尔茨海默病

大脑萎缩导致记忆力、认知力以及判断力等认知功能下降，从而对日常生活造成障碍的一种疾病。阿尔茨海默病是痴呆症中最为常见的一种，比例高达70%左右，且女性的发病率高于男性。

● 原因

研究认为阿尔茨海默病主要是由神经细胞遭到一种被称作β-淀粉样蛋白（Amyloid β-protein，Aβ）的特殊蛋白质的破坏引起的。也有学说认为，女性更容易患此病是因为女性绝经后雌激素的分泌量急剧减少。

● 症状

① 出现自己无法察觉的健忘症

② 无法区分善恶

③ 丧失部分基本生活能力

● 检查方法

① 身体检查

② 阿尔茨海默病检查

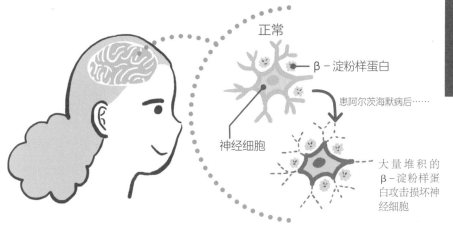

阿尔茨海默病的发病机制

正常

β–淀粉样蛋白

神经细胞

患阿尔茨海默病后……

大量堆积的β–淀粉样蛋白攻击损坏神经细胞

阿尔茨海默病

MINI COLUMN

年轻人更不容易察觉自己的病情

　　65岁以下患阿尔茨海默病者，被称为"年轻型阿尔茨海默病"。需要注意的是，由于患者比较年轻反而不容易察觉自己的症状。这种病症具有一定的遗传性，如果近亲中有人患有该病，最好尽早接受相关检查。

● 预防措施

　　① 避免过度饮酒　　② 不吸烟　　③ 适度运动

● 治疗方法

　　目前还没有根治阿尔茨海默病的方法，但可以通过药物在一定程度上控制病情的发展速度。日本国内批准上市的药物主要有4种：安理申（Aricept）、氢溴酸加兰他敏（Galantamine Hydrobromide）、盐酸美金刚（Memantine Hydrochloride）以及卡巴拉汀透皮贴剂（Rivastigmine/EXELON PATCH）。

甲状腺疾病

● 什么是甲状腺疾病

甲状腺激素分泌异常或甲状腺出现炎症。可以分为甲状腺功能减退（简称"甲减"，即甲状腺激素分泌过少）、甲状腺功能亢进（简称"甲亢"，即甲状腺激素分泌过剩）和甲状腺肿瘤三大类。女性比男性更容易罹患甲状腺疾病。

● 原因

具体病因尚不明确，但有研究表明甲状腺疾病与自身免疫功能异常、甲状腺激素分泌的指挥中心——脑垂体的功能缺失等因素有关。慢性淋巴细胞性甲状腺炎（桥本甲状腺炎）或者甲亢等典型的甲状腺疾病虽然不是遗传病，但家族有罹患此病的人，其他人的患病率也会高一些。

● 症状

① 全身乏力

② 心悸、气喘

③ 持续水肿

● 检查方法

① 血液检查

② B超检查

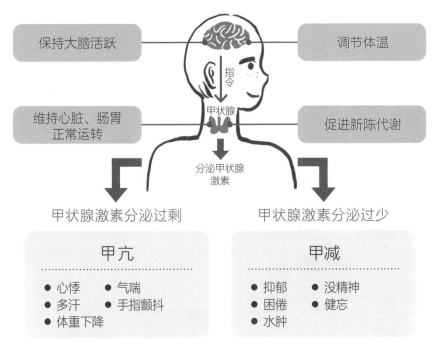

甲状腺激素的功能

保持大脑活跃

调节体温

指令

甲状腺

维持心脏、肠胃正常运转

促进新陈代谢

分泌甲状腺激素

甲状腺激素分泌过剩

甲状腺激素分泌过少

甲亢

- 心悸
- 气喘
- 多汗
- 手指颤抖
- 体重下降

甲减

- 抑郁
- 没精神
- 困倦
- 健忘
- 水肿

- **预防措施**

  ① 均衡饮食

  ② 避免压力过大

- **治疗方法**

　　甲状腺功能减退通常通过药物补充甲状腺激素进行治疗。甲状腺亢进一般通过服药或者手术切除甲状腺等手段抑制甲状腺激素的分泌。针对甲状腺肿瘤，如果为良性，可以选择继续观察或手术切除，如果为恶性则需要通过手术切除或采用放射线疗法等手段进行治疗。

与激素和平共处

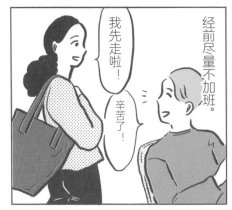

最近状态不错。

经前尽量不加班。

我先走啦！

辛苦了！

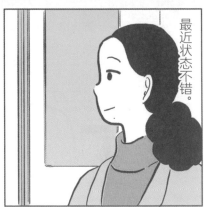

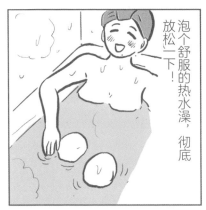

注重饮食搭配。

今天吃纳豆吧！

泡个舒服的热水澡，彻底放松一下！

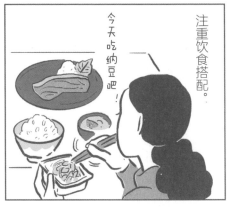

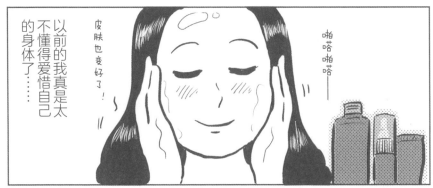

以前的我真是太不懂得爱惜自己的身体了……

皮肤也变好了！

啪嗒啪嗒

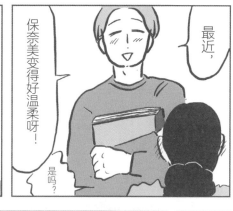

最近，保奈美变得好温柔呀！

是吗？

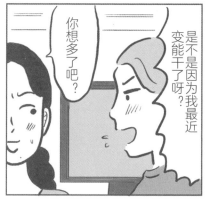

是不是因为我最近变能干了呀？

你想多了吧？

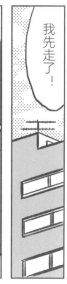

我先走了！

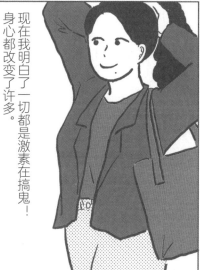

现在我明白了一切都是激素在搞鬼！身心都改变了许多。

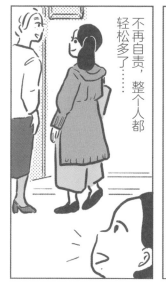

不再自责，整个人都轻松多了……

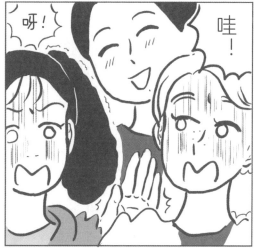

哇！

呀！

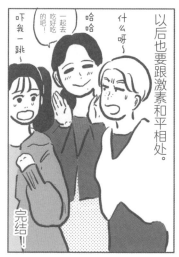

以后也要跟激素和平相处。

什么呀～

哈哈

一起去吃好吃的吧～

吓我一跳～

完结！

月历式身心状态记录表

填写示例

日期		🢇🢇
月经	量：多	●
	量：普通	●
	量：少	
体温	36.8℃	
	36.7℃	
	36.6℃	
	36.5℃	
	36.4℃	
	37.0℃	
	37.0℃	
	36.1℃	
	36.0℃	
	35.9℃	
	35.8℃	
身体症状	腹胀	
	小腹痛	✓
	头痛	✓
	便秘	✓
	困乏	
心理症状	烦躁	
	不安	
	焦虑	
	悲伤	
MEMO		服用止痛药

每天早上测量体温并画成图表

对应身体容易出现的不适症状打钩

记录是否服药或喝酒等特殊情况

日期		🢇🢇🢇🢇🢇🢇🢇🢇
月经	量：多	
	量：普通	
	量：少	
体温		
身体症状		
心理症状		
MEMO		

如果想了解自己身心起伏的模式以及时间和周期，
最好每天记录自己的基础体温以及身体状态。
赶快利用这张表格，弄清楚自己的月经周期规律吧。

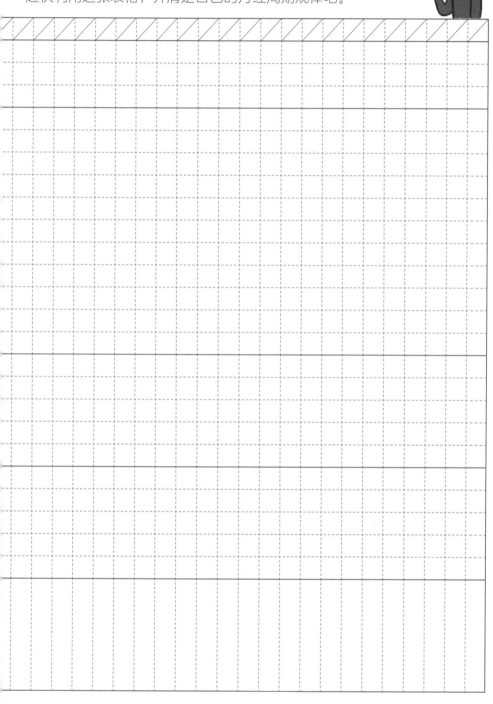

美术指导　川村哲司（atmosphere Ltd.）
协助撰稿　野中歌织
协助编辑　冈田直子（View企画）

图书在版编目（ＣＩＰ）数据

女性健康私密指南 /（日）松村圭子著；谢明钰译
. -- 南昌：江西科学技术出版社，2022.12（2024.5重印）
ISBN 978-7-5390-8424-4

Ⅰ.①女… Ⅱ.①松… ②谢… Ⅲ.①妇科病—诊疗
—指南 Ⅳ.①R711-62

中国版本图书馆CIP数据核字(2022)第214478号

国际互联网（Internet）地址：http://www.jxkjcbs.com
选题序号：KX2022031
版权登记号：14-2022-0045
责任编辑 魏栋伟
项目创意/设计制作 快读慢活
特约编辑 周晓晗 王瑶
纠错热线 010-84766347

女性健康私密指南　（日）松村圭子 著　　谢明钰 译

出版发行	江西科学技术出版社	
社　　址	南昌市蓼洲街2号附1号 邮编 330009	
	电话:(0791) 86623491　86639342(传真)	
印　　刷	天津联城印刷有限公司	
经　　销	各地新华书店	
开　　本	710mm×1000mm　1/16	
印　　张	14.5	
字　　数	120千字	
印　　数	5001-8000册	
版　　次	2022年12月第1版　2024年5月第2次印刷	
书　　号	ISBN 978-7-5390-8424-4	
定　　价	69.00元	

赣版权登字-03-2022-326 版权所有 侵权必究
(赣科版图书凡属印装错误，可向承印厂调换)

快读·慢活®

《女人都想要的暖养指南》

暖暖的女人不生病! 来自日本名医世家的女性暖养宝典!

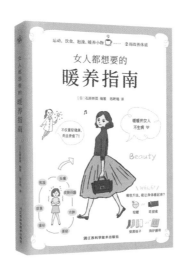

当代女性很多都是"寒性体质"。体寒是万病之源。

日本祛寒名医写给每一位女性的暖养指南。通过温暖体质，改善各种身体不适，让每位女性都能收获美丽和健康。

本书从运动、饮食、泡澡、暖养小物以及分季节祛寒要点等多个方面，介绍了让每位女性在生活中就能轻松实践的暖养妙招，有效解决头痛、失眠、便秘、痛经、不孕、皮肤干燥等各种烦恼。不仅包含 10 大运动方法、13 种饮食法则、7 大泡澡指南，还有多种一年四季都适用的暖养小物和穿搭推荐，简单易操作，让你在生活暖养自己，做健康美人!

快读 · 慢活®

　　从出生到少女，到女人，再到成为妈妈，养育下一代，女性在每一个重要时期都需要知识、勇气与独立思考的能力。

　　"快读 · 慢活®"致力于陪伴女性终身成长，帮助新一代中国女性成长为更好的自己。从生活到职场，从美容护肤、运动健康到育儿、家庭教育、婚姻等各个维度，为中国女性提供全方位的知识支持，让生活更有趣，让育儿更轻松，让家庭生活更美好。

上架建议 ◎生活时尚·健康

ISBN 978-7-5390-8424-4

9 787539 084244 >

定价：69.00元

绿色印刷产品